PAPO DE
reto

DR. EURIPEDES BARSANULFO
BORGES DOS REIS

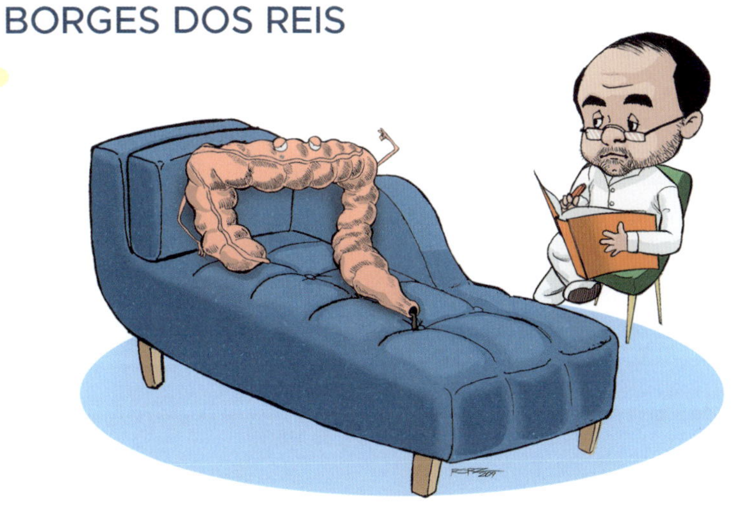

PAPO DE *reto*

TUDO O QUE VOCÊ QUERIA SABER SOBRE O SEU ÂNUS, MAS TINHA VERGONHA DE PERGUNTAR

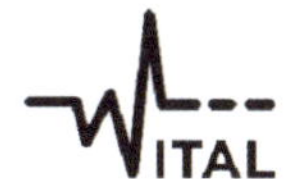

Direção Editorial
Silvia Vasconcelos
Produção Editorial
Equipe Editora Pandorga
Preparação
Equipe Editora Pandorga
Revisão
Iolanda Nicioli
Diagramação
Vanúcia Santos
Ilustração
Rodrigo Rodrigues
Capa
Vanúcia Santos

Texto de acordo com as normas do Novo Acordo Ortográfico da Língua Portuguesa (Decreto Legislativo nº 54, de 1995)

Dados Internacionais de Catalogação na Publicação (CIP) de acordo com ISBD
Elaborado por Vagner Rodolfo da Silva - CRB-8/9410

R375p Reis, Dr. Euripedes Barsanulfo Borges dos
Papo de Reto: Tudo o que você queria saber sobre o seu ânus, mas tinha vergonha de perguntar / Dr. Euripedes Barsanulfo Borges dos Reis. - Cotia : Vital Editora, 2021.
128 p. : il. ; 16cm x 23cm.

Inclui índice.
ISBN: 978-65-87140-43-8

1. Medicina. 2. Saúde. I. Título.

2021-1669 CDD 600
CDU 61

Índices para catálogo sistemático:
1. Medicina: Saúde 600
2. Medicina: Saúde 6

2021
IMPRESSO NO BRASIL
PRINTED IN BRAZIL
DIREITOS CEDIDOS PARA ESTA EDIÇÃO À
EDITORA PANDORGA
RODOVIA RAPOSO TAVARES, KM 22
GRANJA VIANA – COTIA – SP
Tel. (11) 4612-6404
www.editorapandorga.com.br

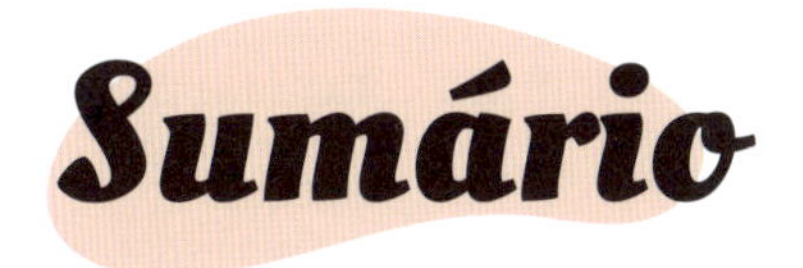

Sumário

Dedicatória

Dedico este livro aos meus fiéis pacientes, que sempre seguem e confiam em minhas orientações. Ao meu pai, José Gaspar dos Reis, por ter me ensinado o poder do trabalho árduo. À minha mãe, Maria Alice Borges, por ter me criado em um lar amoroso e por nunca podar meus sonhos. À minha esposa, Paola Cristina Ferreira Santos, por ser aquela que me apoia em todos os meus sonhos e me puxa para a terra quando viajo demais. E aos meus filhos, André Luiz e Pedro Artur Santos Reis, que carregam minha essência, cada um ao seu jeito, pois continuarei vivo através deles quando eu partir desta para outra jornada.

Agradecimentos

Agradeço à minha irmã, Daniela Borges dos Reis, por ter revisado este livro com todo carinho e profissionalismo. Publicitária premiada que, hoje, atua em seu negócio próprio Casa Madrinha e, mesmo assim, tirou um tempo para me auxiliar nesta empreitada.

Agradeço ao meu sogro, Luiz Mauro dos Santos, por ser meu primeiro leitor deste e dos livros que estão por vir e por me estimular a continuar.

Agradeço também à minha sogra, Maria Aparecida, pois, se eu deixasse só o agradecimento ao meu sogro, ela ficaria profundamente magoada. Ironia à parte, trata-se de pessoa de fibra com sede de viver.

Quando me perguntam desde quando e por que eu quis ser proctologista

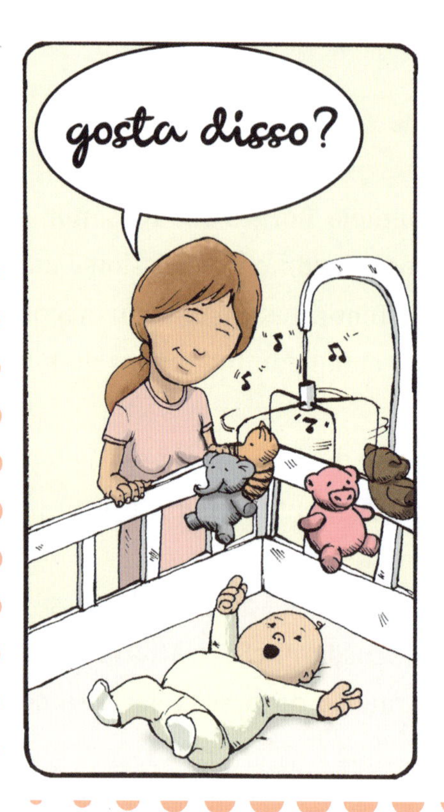

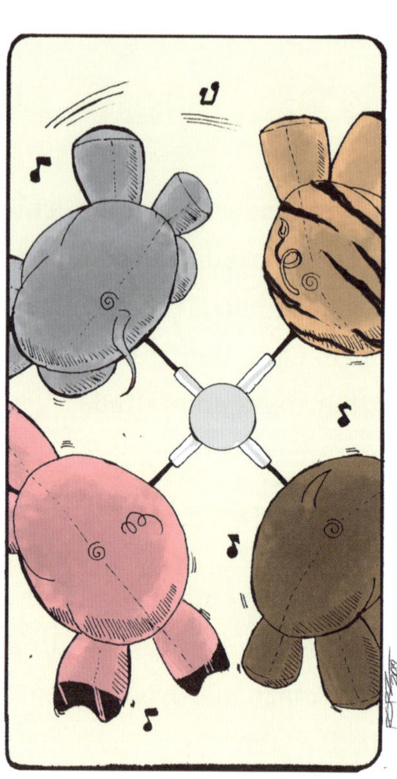

Nota do editor

Papo de Reto: tudo o que você queria saber sobre o seu ânus, mas tinha vergonha de perguntar, do médico cirurgião geral pós-graduado em Coloproctologia, Euripedes Barsanulfo, é um livro necessário e polêmico.

Necessário porque esclarece questões fundamentais para a saúde. E polêmico porque o autor diz o que é preciso dizer, só que de maneira despudorada e irreverente.

Para além das questões fisiológicas, no texto clássico de Sigmund Freud, *Três ensaios para uma teoria da sexualidade*, o ânus tem papel fundamental no desenvolvimento psíquico de cada sujeito. A passagem do cocô pela mucosa sensível do ânus é nossa segunda causa de prazer quando somos bebês. A primeira seria sentida através dos nossos lábios, quando somos amamentados. Pelo nosso esforço e pelo nosso ânus, porém, é que saem as nossas primeiras produções para o mundo externo. Por isso Freud atribuiu tanta importância a essa fase, como núcleo antigo de nossas retenções e obsessões neuróticas quando adultos.

O chamado processo civilizatório, com suas normas, tratou de proscrever nossos excrementos e ocultar as partes dos nossos corpos por onde eles saem, especialmente aquelas por onde também podemos sentir prazer. E assim, nosso ânus, também chamado na língua portuguesa de "cu", virou tabu. Falar disso, portanto, é falta de educação, é mau gosto, é vergonhoso.

Só que, voltando à fisiologia, aos intestinos, às hemorroidas, às colonoscopias, ao risco do câncer e aos prazeres do sexo anal... Existem muitas perguntas sobre o nosso ânus, cujas respostas ninguém se atreve a nos oferecer por conta desse bloqueio.

Por isso acredito que o livro do Dr. Euripedes é muito bem-vindo. Mesmo que sua linguagem cause constrangimentos, nos faz perceber que o ânus também faz parte do nosso corpo, e que esse tema se faz necessário para entendermos seu funcionamento e sua importância em nossas vidas.

Nota
Dra. Denise de Carvalho

Poucos assuntos guardam tamanha retidão na saúde humana quanto as condições da "porta de saída". Até nós, médicos, parece que, quando queremos saber a respeito da saúde anal, usamos de subterfúgios, atacamos o assunto indiretamente, baixamos a voz, em tom solene, e perguntamos: "Está tudo bem com suas evacuações?". "Já apresentou algum sangramento ao evacuar? Dor?", evitando pronunciar a palavra "ânus".

Constrangidos, engolimos em seco, sussurrando, quando é impossível não falar "ânus" escapa, assim, de nossa boca, baixinho, tal qual um flatus, tímido (me desculpe, não aguentei o trocadilho).

Mas por que será que temos tanto pudor com as porções distais dos intestinos? Tão universal quanto olhos, braços, joelhos. Os homens mais bonitos e as mulheres mais desejadas o têm. Ali, escondidinho por baixo das vestimentas, às vezes não tão escondido por biquínis ou muito escondido embaixo dos pelos da região interglútea, ele repousa, normalmente quieto e discreto. Sem fazer mal a ninguém.

A verdade é que esse pudor tão proeminente em relação a esse precioso órgão não é tão antigo assim, nem se estende apenas a ele. Olhamos com o mesmo sentimento para nossas fezes e o intestino grosso, aquele que desemboca no ânus. Essa forma de encararmos o assunto remonta à história da privada, no século XVI, quando foi inventada e era apenas uma cadeira de madeira com uma espécie de coletor para os dejetos que escapavam do ânus. Apenas no final do século XIX e no início do século XX que o sistema de água foi acoplado às privadas, criando o mecanismo da descarga. Com essa maravilhosa invenção, de real importância sanitária, o ser humano deixou de ser obrigado a ter contato maior que os segundos necessários para a "evacuação" do material anal. Os dejetos humanos deixaram de estar tão presentes em nossas vidas. Logo tudo vai embora, deixando-nos, apenas, com breves minutos de odor remanescente...

Esquecemos que o mecanismo de formação de fezes e de sua eliminação são essenciais à vida, independente da idade, do sexo, da beleza ou de quanto dinheiro você tem. Preferimos pensar que somos limpos e imaculados. Falar em reto, em fezes, em ânus, lembra-nos que a evolução humana não foi suficiente para à dispensar esse mecanismo maravilhoso de regulação corporal. Ao mesmo tempo, não falar de questões tão importantes para o funcionamento corporal pode representar um enorme impacto na saúde humana. As alterações no funcionamento das partes baixas do sistema digestivo podem traduzir doenças de potencial gravidade, como o câncer de cólon (o quarto câncer mais prevalente no mundo) ou as doenças inflamatórias intestinais. Falar sobre esse assunto, e com detalhes, é essencial para nossa saúde.

Euripedes, sem pudor, com notas ácidas de humor, consegue, ao longo das páginas deste livro, desmistificar o assunto, de forma leve, divertida, mas ao mesmo tempo preciosa em ciência. Depois de ler este livro, você nunca mais olhará para suas partes baixas com os mesmos olhos (quase me peguei fazendo uma nova piada...).

Dra. Denise de Carvalho

Introdução

Apoiado pela literatura especializada, considero a Proctologia a mais clínica dentre as especialidades médicas cirúrgicas. Ou seja, aquela em que a prevenção, o cuidado e o tratamento se mostram mais eficientes, antes que uma intervenção cirúrgica se faça necessária. Ela envolve o entendimento de um complexo de doenças, práticas e hábitos que desafia o profissional médico que opta por ela.

A Proctologia diz respeito, mais especificamente, às patologias referentes ao extremo final do nosso tubo digestivo, que é dividido em trato gastrointestinal superior, que começa na boca, e trato gastrointestinal inferior, que termina no ânus.

Ao tratar de uma parte do corpo humano tão sexualizada, tão suscetível a constrangimentos e tão cheia de tabus, a Proctologia também pode ser considerada a área cirúrgica mais psicológica e psicossomática da Medicina.

Ainda existe muita resistência dos pacientes em relação à procura por esse especialista, principalmente, entre os homens: por preconceito, desinformação, vergonha ou simplesmente por conta do machismo estrutural.

Com este livro, trato de esclarecer, de forma não acadêmica, as principais dúvidas sobre o assunto, recorrentes na minha experiência de consultório. Procuro oferecer dicas, recomendações e entendimento fisiológico a todas as pessoas, bem como desmistificar algumas crenças referentes a essa especialidade tão peculiar. E pretendo fazer isso com irreverência e bom humor.

Sendo assim, por não se tratar de um livro técnico, mas sim de um pequeno manual prático, proponho de antemão que passemos a tratar a porção final do trato gastrointestinal inferior pelo seu nome mais simples e mais conhecido por todos nós: cu.

Isso mesmo. Até no maior dicionário brasileiro temos o significado dessa palavra. Vamos a ele.

Cu: Orifício por onde são expelidas as fezes. Região das nádegas, fundo, assento, extremidade inferior. Parte da agulha de coser que contém o buraco por onde passa a linha. Extremidade da bigota oposta à cabeça. **Andar de cu tremido**: andar de carro; **até o cu fazer bico**: até não poder mais, exageradamente; **cair de cu**: cair batendo com as nádegas no chão; ficar sem dinheiro ou sem recursos, ficar espantado, ser apanhado de surpresa; **cu de Judas**: lugar muito distante, fim do mundo; **dar ao cu**: andar meneando ou sacudindo muito as ancas ou as nádegas; **dar de cu**: derrapar e virar a traseira para um dos lados; **dar o cu**: ter sexo anal enquanto participante passivo, ser sodomizado; **dar o cu e três/cinco/dez tostões por**: gostar muito de; **encher o cu**: comer demasiado; **ficar com o cu na mão**: ficar apavorado, com medo; **ir ao cu**: ter sexo anal enquanto participante ativo; **levar no cu**: ter sexo anal enquanto participante passivo; **não ter no cu o que o periquito roa**: ser muito pobre; **nascer com o/de cu (virado) para a Lua**: ter muita sorte; **roçar o cu pelas paredes**: ser preguiçoso, não gostar de trabalhar; **tomar no cu**: ter sexo anal enquanto participante passivo, sodomizado.

Esse esplêndido verbete de dicionário responde uma das perguntas mais frequentemente formuladas por pacientes espirituosos aos profissionais da Proctologia:

– Doutor, por que o senhor, com tantas opções, foi escolher cuidar de cu?

Porque a Proctologia não cuida só do cu. Cuida também de todo o intestino grosso, formado pela válvula ileocecal, apêndice, ceco, cólon ascendente, transverso, cólon descendente, sigmoide, reto e ânus, bem como de todas as outras patologias sistêmicas que incidem nessas regiões.

Porque a Proctologia, além de lidar com Fisiologia e doenças, lida com medos, com fantasias, com traumas, com visões de mundo, com possibilidades, com prazeres, com tristezas e com felicidades. Essas são as razões mais que suficientes para deixar apaixonado um profissional da saúde humana.

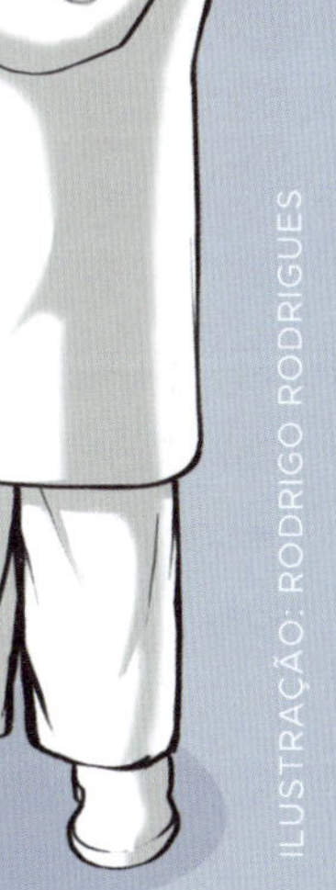

ILUSTRAÇÃO: RODRIGO RODRIGUES

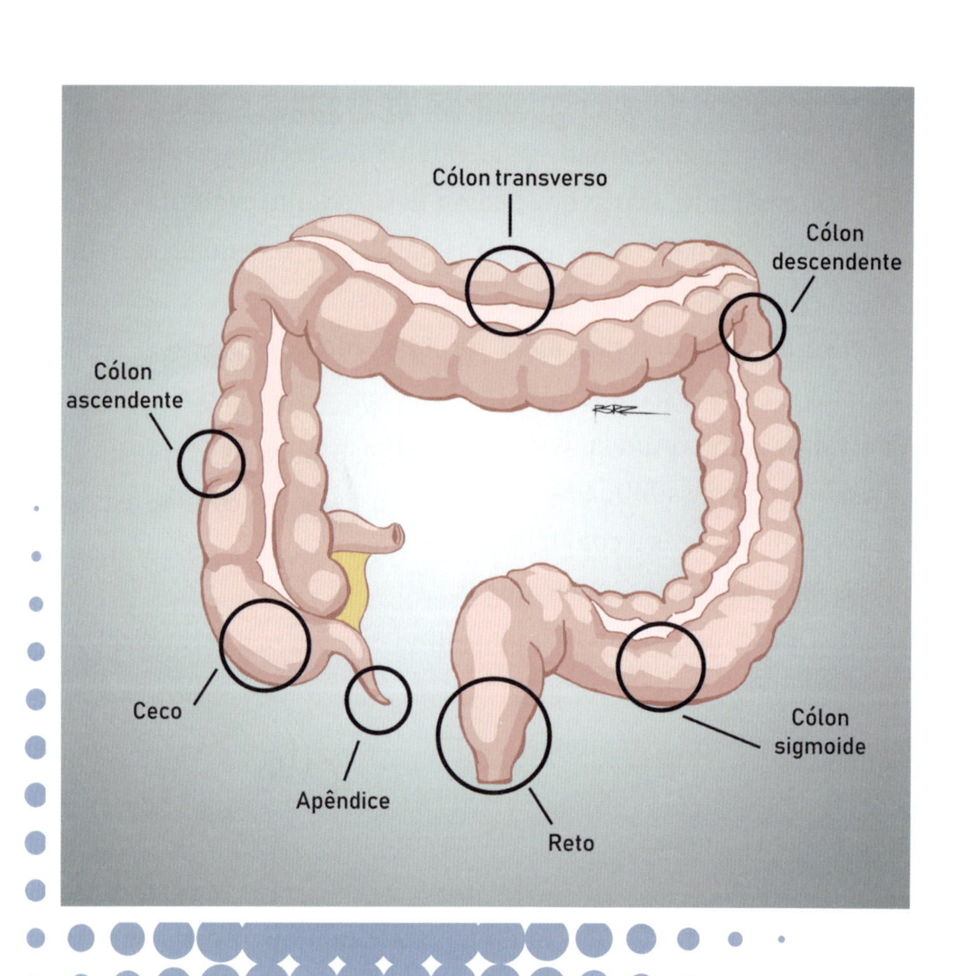

Cólon transverso
Cólon descendente
Cólon ascendente
Ceco
Apêndice
Reto
Cólon sigmoide

1 Proctologia não é só para homem

— *Mas, doutor, Proctologia não é só para homem?*

Essa é uma pergunta que quase todo proctologista já ouviu em seu consultório. A explicação para esse questionamento tão comum – e para o espanto do paciente com a resposta negativa do médico – é bastante simples: as pessoas tendem a confundir duas especialidades médicas, a Urologia e a Proctologia, talvez por ambas se valerem do toque retal no exame físico de seus pacientes. E também pelo fato de muitos pacientes ligarem o nome Proctologia à próstata.

A próstata é um órgão do sistema genitourinário masculino que tem sua parede posterior em íntimo contato com a parede anterior do reto. Eis o motivo pelo qual o urologista faz o toque retal. E aqui cabe ressaltar que o dedo treinado de um bom urologista pode detectar lesões na próstata de pacientes que, em alguns casos, nem o PSA (antígeno prostático específico medido no sangue) acusa.

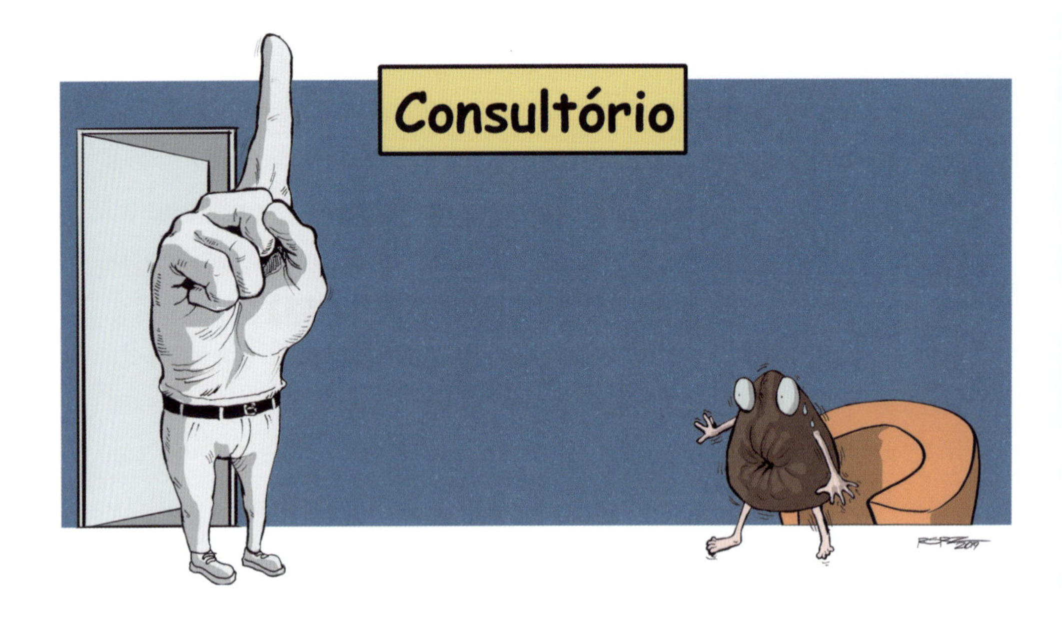

Já o dedo do proctologista está à procura de alterações no canal anal e reto.

Bem, a essa altura, surge novamente a dúvida, só que no consultório do urologista: – *Então a Urologia é uma especialidade só dos homens?* Mais uma vez, a resposta é não. A Urologia estuda as doenças dos demais segmentos do trato genitourinário, como rins, ureteres e bexiga, órgãos comuns a homens e mulheres.

Portanto, Proctologia é uma especialidade para ambos os sexos, porque todos nós temos ânus, reto e cólons, certo? Por outro lado, somente os homens vão ao urologista a partir dos 40 anos para fazer o exame de próstata.

É comum a confusão acontecer e os pacientes sentarem-se diante de nós, proctologistas, com a frase pronta:

— *Vim fazer meu exame de próstata, doutor.*

Sempre que isso acontece, explico ao paciente o que relatei anteriormente e digo que a viagem, no entanto, não foi perdida. Aproveito a ocasião para orientá-lo sobre o câncer de intestino, e ele já sai dali com seu preventivo desse tipo de câncer em dia. Existe ainda muito preconceito e muita desinformação com respeito ao exame de toque retal, o que inibe um grande contingente de homens na hora de procurar espontaneamente o proctologista, contribuindo para que o câncer de próstata seja o segundo de maior incidência em homens, perdendo apenas para o câncer de pele. Então, já aproveitamos a oportunidade para "amarrar" esse freguês em vista de realizar a sua prevenção. Para você ter uma noção do quanto esse preconceito é grande entre os homens, todos os dias atendo pacientes levados ao consultório "na marra" pelas esposas. Considero essa a maior das provas de amor.

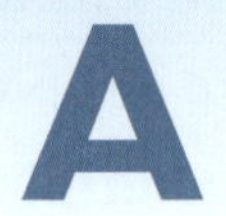

Abraça piroca

Anel

Aneloide

Anel aromático

Anel benzênico animal,
não anel benzeno

Anel de carne

Anel de couro

Anel de pregas

Anel de pressão

Anel de seguimento

Anel roscado

Anilha

Anório

Ânus

Apito

Argola

Aro

Aro 13

Ás de copas

Ás de espada

Ás de ouros

Ass

Assobiador

Asterisco

Aritimbó

Ariticum

Auréola

Astolfo

2 Uma pequena noção de anatomia e função do intestino grosso

Imagine que fomos reduzidos e embarcamos em uma cápsula parecida com um submarino que vai nos levar a um passeio pelo intestino.

Nesse momento, encontramos o íleo terminal e a visão que temos é a de uma válvula redonda entreaberta: válvula ileocecal. Ao passarmos essa barreira, entramos no ceco. Você sabia que o ceco é a parte mais fina e menos vascularizada do intestino grosso? Por isso esse local tem uma chance maior de perfuração durante as obstruções intestinais. Aqui também conseguimos observar uma pequena entrada que termina em um saquinho, em fundo cego: o apêndice cecal.

Continuamos nossa jornada deixando o ceco para trás e adentramos no cólon ascendente. Aqui, através da movimentação do intestino, chegamos à primeira área mais apertada, nossa primeira curva mais acentuada: o ângulo hepático. Vencemos essa parte e assim adentramos o cólon transverso. Este fica pendurado na parte superior do abdome, como uma ponte suspensa, atravessando o abdome da direita para a esquerda. Passando nossa segunda área apertada, o ângulo esplênico. Adentramos o cólon descendente. Deste, adentramos a área mais móvel e solta do intestino: o sigmoide, que termina na transição retossigmóidea. Agora, estamos dentro de um dos segmentos mais ativos, inervados e vascularizados do nosso intestino grosso, responsável pelo nosso mecanismo de evacuação: o reto.

No momento da evacuação, somos expelidos pelo canal anal e ânus e assim terminamos nossa jornada.

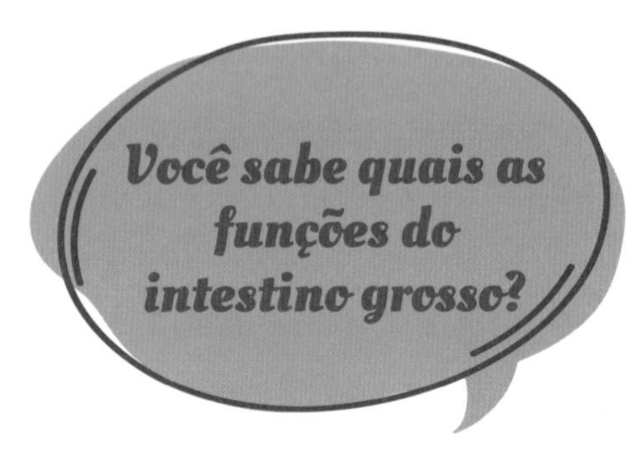

- **Absorve a água e os eletrólitos do conteúdo fecal, antes que este seja eliminado do organismo;**
- **Compacta e armazena as fezes até a defecação;**
- **Absorve ácidos graxos de cadeias curtas produzidos localmente por bactérias.**

Para terminar, apresento algumas teorias sobre a função do apêndice. Transcrevo aqui um bom texto de Meire Cavalcante, publicado pela revista *Superinteressante* em outubro de 2008:

Além de causar apendicite? Até há bem pouco tempo, a resposta seria "para nada". O apêndice era considerado um órgão vestigial, ou seja, um vestígio da evolução cuja função havia sido perdida com o tempo – praticamente um fóssil em nosso abdome. Mas, em 2007, cientistas da Universidade Duke, nos EUA, divulgaram que ele fabrica e serve como depósito de bactérias que auxiliam na digestão.

Marco Aurélio Santo, cirurgião do aparelho digestivo do Hospital das Clínicas, em São Paulo, ratifica que, "além disso, também apresenta um conglomerado de células linfoides, que produzem anticorpos e ajudam na defesa do organismo".

Essa função era muito útil milênios atrás. Em um mundo esparsamente povoado, quem tivesse a flora intestinal dizimada por uma diarreia brava, por exemplo, teria mais dificuldades para reconstruí-la, já que povoamos o intestino com bactérias adquiridas de outras pessoas – as primeiras vêm já no leite materno. Apesar do passado glorioso, o apêndice tem hoje um papel supérfluo. "A retirada do apêndice não provoca nenhuma deficiência no organismo e, se ele tem alguma função complementar, ela é facilmente compensada", afirma Santo. Já a apendicite, reforça o cirurgião, "continua firme e forte: mortal, já atingiu ou atingirá 0,25% da população brasileira. Alimentação balanceada, com muitas fibras, garante o bom funcionamento do intestino, mas não impede que alguém saudável venha a ter uma crise de apendicite".

B

Balde

Beiço

Bejum ou bejão

Berbel

Berbíndio

Berrebel

Bichim que faz "prrrrrrrr..."

Bizuim

Boca murcha enrugada

Bocal da tarraqueta

Bocal do arengueiro

Boga

Bolha

Bozó

Breba

Brioco

Briozo

Broa

Brote

Bufador

Bufante

Bujão

Buraco

Buraco da bala

Buraco negro

Butão

Butico (ele tá de olho é na butique dela...)

Buzeco

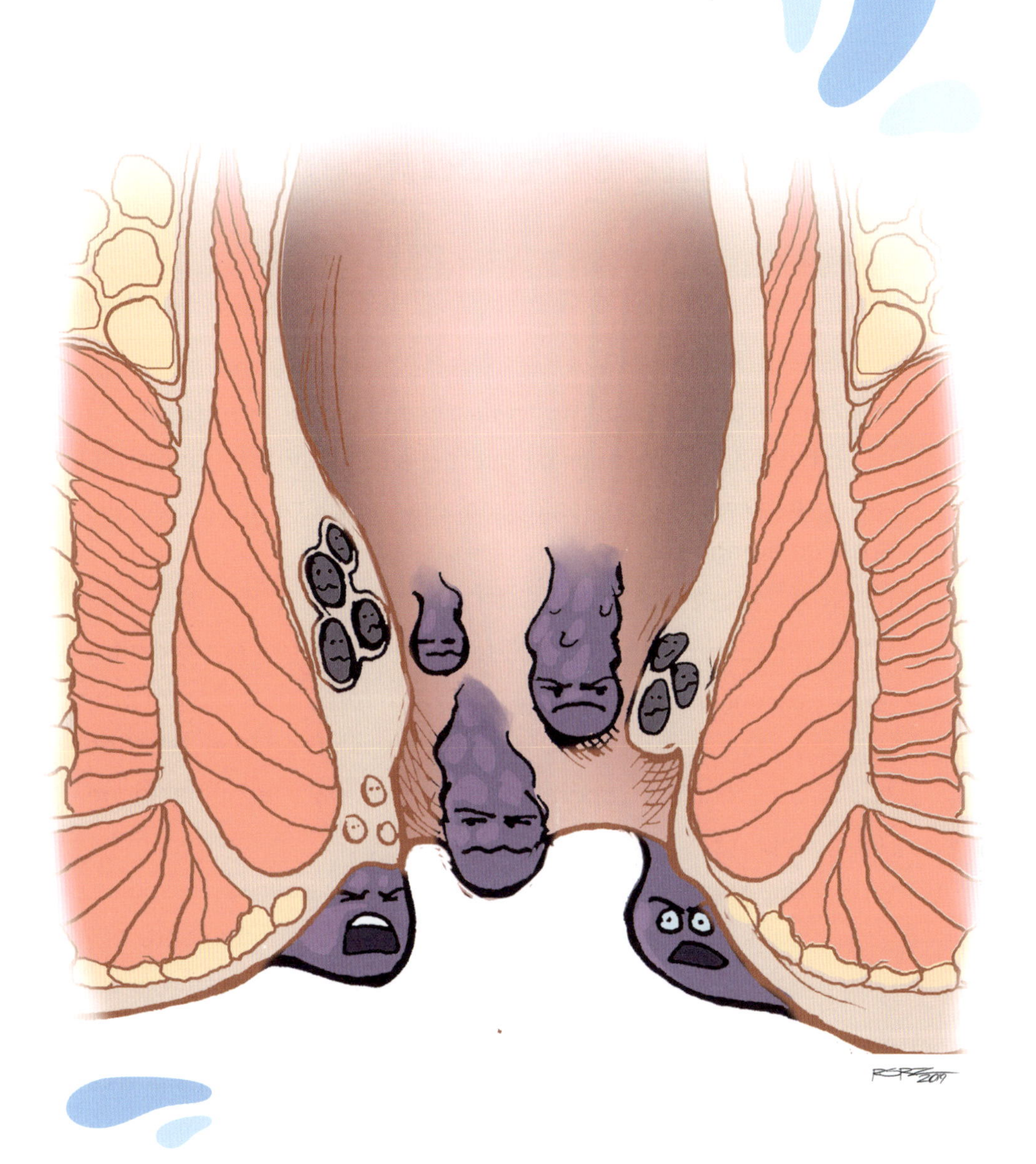

3 Hemorroida não vira câncer

Começarei este capítulo transcrevendo uma crônica que já circula há alguns anos na internet e cuja autoria é indeterminada. Acredito que o texto "caia como uma luva" neste capítulo:

HEMORROIDAS... ARDEM!!!

Ptolomeu, em 150 d.C., falava que a Terra era o centro do universo e que tudo girava em torno dela. Foram precisos cerca de 1.400 anos para essa teoria ser rebatida por Nicolau Copérnico, provando para a humanidade que o Sol era o centro.

Eu, simplesmente eu, descobri em apenas três dias, após 56 anos, que ambos estavam redondamente enganados: o centro do universo é o cu. Isso mesmo, o cu! Operei das hemorroidas em caráter de urgência algumas semanas atrás. No domingo, à noitinha, o que achava que seria um singelo peidinho quase me virou do avesso.

É difícil, mas vamos ver se reverte, falou meu médico. Reverteu coisa nenhuma, era mais fácil o Lula aceitar que sabia do mensalão do que aquela terrível bolinha (?) dar o toque de recolher.

Quase duas horas de cirurgia e, confesso, não senti nadica de nada, nem se me enrabaram durante minha letargia! Dois dias de hospital, passei bem, embora tenham tentado me afogar com tanto soro que me aplicaram, pois foram litros e litros. Recebi alta e fui repousar em casa. Passados os efeitos anestésicos e analgésicos, vem a primeira vez.

PUTA QUE PARIU!!!

Parecia que estava saindo um croquete de figo-da-índia, casca de abacaxi, concha de ostra e arame farpado. É um autoflagelo.

Era como se estivesse cagando uma briga de cinco gatos, saí arranhando tudo. Defequei de pé, pois sentado achei que o cu ia junto...

Por uns três dias, dói tanto que você não imagina que uma coisinha tão pequena e com um nome tão reduzido (cu) possa doer tanto.

O tamanho da dor não é proporcional ao tamanho do nome. Neste caso, cu deveria chamar dobrovosky, tegucigalpa, Nabucodonosor.

Passam pela cabeça soluções mágicas:

- Usar um ventilador! Só se for daqueles túneis aerodinâmicos.
- Gelo! Só se eu fosse escorregar pelado por uma encosta do Monte Everest.
- Esguicho d'água! Tem que ser igual ao da Praça da Matriz, névoa seguida de jatos intercalados.

Descobri também que somos descendentes diretos do bugio, porque você fica andando como macaco e com o cu vermelho; qualquer tosse, movimento inesperado, virada mais brusca, o cu dói, e como!

Para melhorar as idas à privada, recomenda-se dieta à base de fibras, foi o que fiz: comi cinco vassouras piaçaba, um tapete de sisal e sete metros de corda. Agora sei o sentido daquela frase: quem tem medo de defecar não come!

Tudo valeu, agora já estou bem, evacuando como manda o figurino, não preciso pensar para peidar, o cu ficou afinado em ré menor, uma beleza!

A foda é que usei Modess por 20 dias após a cirurgia e, hoje, tô sentindo falta dele! Meu Deus!

Autor desconhecido

Procurem este texto narrado em áudio nas redes sociais. Você vai rir a ponto de sair lágrimas dos olhos.

Hemorroida é uma das doenças que mais levam pacientes ao proctologista. O fato de aparecer um caroço na borda do ânus já cria pânico na maioria das pessoas. Como as mulheres se cuidam mais e conhecem melhor o seu corpo, costumam ir ao médico ao menor sinal de alteração. Já os homens, no geral, só procuram o especialista se estiverem com muita dor ou se alguém passar algum medo como: – Será que isso é câncer? E eis que a resposta a essa pergunta é: não, hemorroida não vira câncer. Mas pode salvar você de um câncer. Sim, é verdade. Uma pequena hemorroida pode levar você ao proctologista (já que por livre e espontâneo *check-up* dificilmente você iria) e salvá-lo de um câncer, por meio de um único procedimento que esse especialista pode solicitar, caso seja indicado: a colonoscopia. Teremos um capítulo dedicado só a ela. Mas, por enquanto, voltemos à hemorroida.

A cirurgia de hemorroida só ocorre em último caso, sendo o tratamento clínico responsável por 90% da resolução dos casos agudos. A indicação da cirurgia, na grande maioria das vezes, parte do paciente. Com isso, quero dizer que não se operam todas as hemorroidas diagnosticadas, mas sim aquelas que prejudicam com frequência a qualidade de vida do paciente. Existem pacientes que têm hemorroidas e são assintomáticos. Para esses, eu digo que vão morrer com isso, mas não vão morrer disso. Digo a eles que a cirurgia pode mais prejudicar do que ajudar. Mesmo assim, há pacientes com pequenas hemorroidas, e algumas mulheres com excesso de pele (os chamados plicomas) que insistem em operar até mesmo por estética. Contudo, eles vão bem orientados para a mesa de cirurgia e conscientes de como é o pós-operatório.

Por outro lado, pacientes sintomáticos e com queda da qualidade de vida se beneficiam muito da cirurgia e têm um pós-operatório bem mais ameno do que o experimentado pelo autor desconhecido.

Uma das coisas que converso muito com meus pacientes é a importância da primeira evacuação acontecer já no primeiro dia de pós-operatório, ainda no hospital. Falo que vai doer e sangrar, que faremos analgésicos fortes na veia após essa primeira evacuação, que essa primeira evacuação feita ali se faz necessária pra que não ocorra o trauma inicial e o paciente acabe prendendo o intestino agudamente, pois, se isso ocorrer, aí sim a chance de viver a mesma experiência do autor desconhecido é muito grande, e com um bônus de fissura pós-operatória.

Portanto, uma cirurgia bem indicada e a boa relação médico-paciente são as chaves para um pós-operatório tranquilo, sem traumas.

C

Cá pra Nós

Caçapa de pau

Caga pau

Cagador

Cagueiro

Caixa de coco

Caixão

Caneco

Carió

Carretel

Casa de bilau

Casa do caralho

Caverna do pau

Cedém

Ceguinho

Cesso

Chocolateria

Cibazol

Cofre

Copinho

Cortador de churros

Caverninha

Chibiu (ou xibiu)

CD

Chuck no Norris

Churiço

Cruaca

"Cu"

Cucurico

Cufringuinho

Curió

4 Relação sexual anal

Esse deve ser um dos assuntos mais tabus dentro da coloproctologia. Já atendi jovens pacientes homossexuais que pretendiam iniciar sua vida sexual e vieram em busca de orientações. Já atendi mães de família aterrorizadas pelo medo de perder seus maridos caso não cedessem à relação anal. Portanto, este capítulo foi pensado e escrito para derrubar alguns mitos sobre o tema. Minha ideia não é estimular ou proibir o coito anal, mas, sim, caso a opção seja por fazê-lo, informar você de tudo o que precisa ser feito para que o sexo aconteça da forma mais segura possível.

Em primeiro lugar, o ânus não tem lubrificação própria. Portanto, qualquer incursão nesse local deve ser realizada mediante bastante lubrificação. Prefira gel à base de água e sem anestésico, pois a falta de sensibilidade provocada pelo anestésico pode causar lesão na musculatura.

Mesmo que você tenha um único parceiro, faça o coito anal com preservativo. O motivo disso é que, além das doenças sexualmente transmissíveis, é necessário se prevenir das bactérias do reto que podem provocar infecções urinárias e uretrites de difícil tratamento no parceiro ativo.

Por uma questão anatômica, não se deve penetrar antes de estimular bastante o parceiro ou parceira, senão corre-se o risco de lesão na musculatura anal.

Por fim, e não menos importante, cabe falar de uma questão de conteúdo e continente. Não dá para passar uma Scania dentro de um Fusca sem que este sofra sérios danos. Portanto, o que eu falo no consultório é: se você se ama, você se preserva. Para os exageradamente dotados, diga não ao sexo anal.

Certa vez, atendi um paciente masculino homossexual que tinha dificuldade em ter relações anais. Ele fazia uso de alargadores, comprados em um *sex shop* por conta própria, sem saber que tal ato só piorava seu problema. No exame físico, percebi uma hipertonia severa do esfíncter interno do ânus e uma pequena fissura. Essa hipertonia (aumento da força de contração do ânus) foi confirmada com uma manometria anorretal. No entanto, a indicação de sua cirurgia aconteceu por causa da patologia – fissura anal – e não para facilitar suas relações sexuais. No pós-cirúrgico, esse paciente ainda apresentava um pouco de hipertonia. Por isso, considerei essencial indicar também dez sessões de *biofeedback* anorretal, exercícios que ajudam no autoconhecimento e no relaxamento do esfíncter interno. E o motivo pelo qual descrevi esse caso para você é simples: em se tratando de usar adequadamente e preservar o seu ânus, o proctologista é o seu melhor amigo.

Perguntas sobre sexo anal são frequentes em meu consultório. Então, para apimentar um pouco mais a sua relação com seu parceiro ou parceira, darei algumas dicas de como ter um coito anal bem-sucedido.

1) Consenso é fundamental. Se você é a única parte interessada no sexo anal, mesmo que convença a outra parte, poderá não ser uma boa experiência, causando traumas e estigmas na pessoa e, até mesmo, medo e bloqueio de uma próxima relação anal.

2) Mesmo havendo consenso, não vá com muita sede ao pote. Existe um músculo chamado esfíncter interno do ânus que precisa de estímulo para ser relaxado, diferente do músculo externo, aquele que você vê contrair. Este relaxa voluntariamente. Para relaxar o esfíncter interno, no entanto, você precisa deixar sua parceira ou parceiro com excitação máxima, abusando das preliminares: língua no períneo, língua no ânus, colocar o dedo delicadamente e massagear, tudo isso funciona bem. Com todo esse estímulo, uma vez que você conseguiu introduzir o segundo dedo, é hora de o pênis entrar em campo. Mas, novamente, muita calma nessa hora. Se você o introduz de uma vez, poderá provocar muita dor e aí, toda a preliminar terá sido em vão e suas chances de conseguir uma segunda tentativa podem ir por água abaixo, pois, provavelmente, sua parceira ou seu parceiro não vai querer se voluntariar em um novo episódio dessa aventura.

3) Você chegou ao último estágio e está quase lá. Não vá falhar agora. A essa altura, você já conseguiu relaxar parcialmente o esfíncter interno e está com seu pênis no canal anal. A glande do pênis forma um pequeno guarda-chuva que é muito útil nessa hora. Continue estimulando a parceira ou parceiro com carinhos e beijos e faça movimentos de retirada do pênis

sem retirá-lo por inteiro. Com isso, você estará massageando o esfíncter interno de dentro pra fora e acabando de relaxá-lo. Depois disso, você perceberá que o pênis flui para dentro e para fora sem obstáculos. Agora sim você pode se empolgar na incursão. Pode ir com a força e intensidade que quiser, uma vez que o prazer está garantido para ambas as partes. E a primeira vez que conseguir dar um orgasmo com o coito anal será inesquecível para os dois.

D

Daisan no me (jutsu do Gaara que materializa o terceiro olho)

Dedal

Desdentado

Desciclopédia

Distribuidor de tolete

Digníssimo

Disco

Donut

Drude

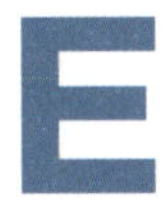

E o bambu?

Edí

Eliodoro

Elitório

Enrola-bosta

Entrada USB

Escorrego de pica

Esfíncter

Esquentador de croquete

Estrangulador de pica

Estrela-do-mar de chocolate (da série *Sex and the City*)

Ezequiel

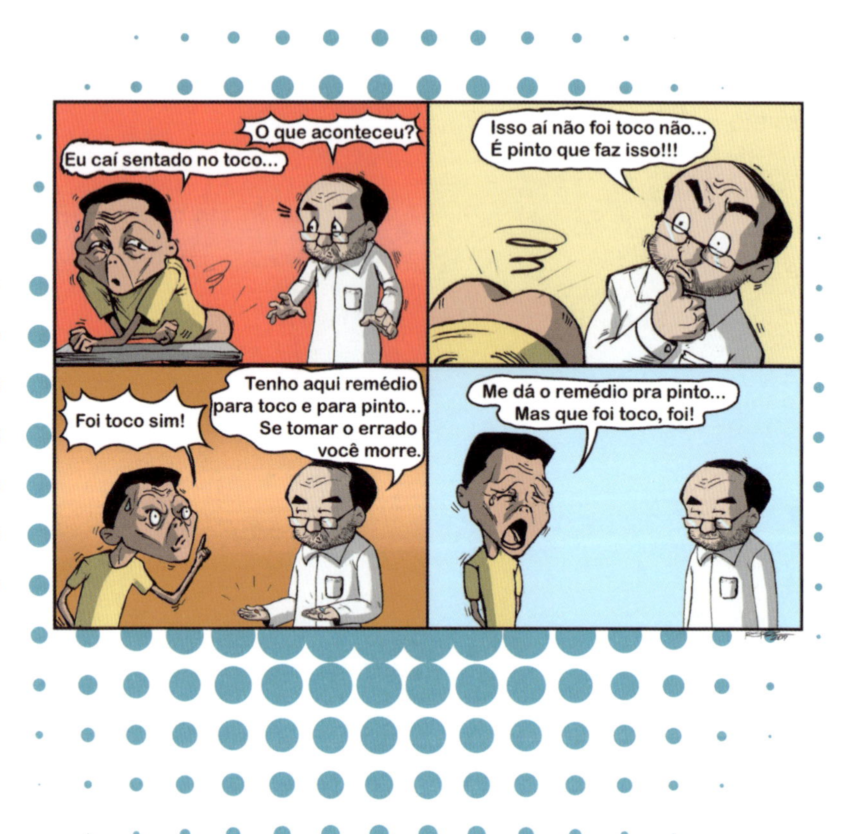
O que aconteceu?
Eu caí sentado no toco...
Isso aí não foi toco não...
É pinto que faz isso!!!
Foi toco sim!
Tenho aqui remédio para toco e para pinto... Se tomar o errado você morre.
Me dá o remédio pra pinto... Mas que foi toco, foi!

5 HPV passa na camisinha?

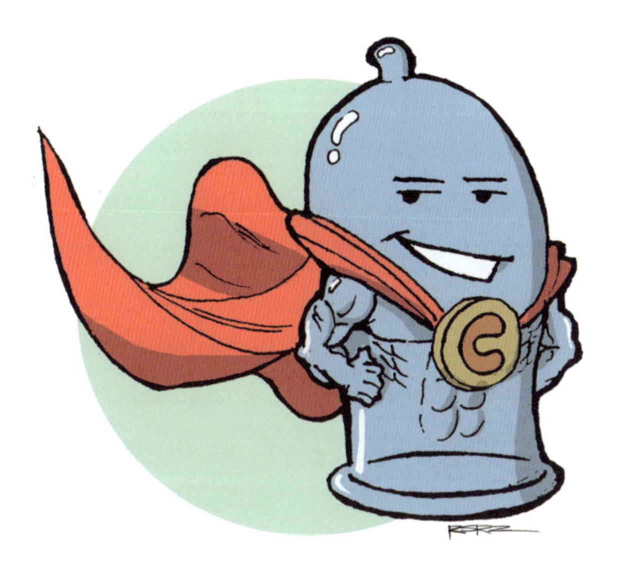

Esse tema está em alta com a chegada das vacinas contra o HPV. Por isso, é bom que se esclareçam algumas coisas. Não é que HPV passa pela camisinha. Acontece que se trata de uma doença transmitida de pele a pele ou da pele à mucosa. Desse modo, as áreas descobertas do pênis ou da própria pele da virilha podem passar esse pequeno vírus. Então, se você já teve relação sexual, é bem provável que já tenha contraído algum tipo de HPV.

A vacina protege apenas das cepas promotoras do câncer de colo do útero ou das cepas que dão a famosa “crista de galo”. Dessa maneira, só será útil se aplicada antes do início das relações sexuais.

Além do mais, a promiscuidade, em qualquer momento da vida, aumenta a chance de contrair a doença.

O que mais se divulga sobre o assunto são as lesões cancerígenas e pré-cancerígenas no colo do útero. Nem sempre essas lesões são vistas a olho nu, tornando-se necessário o auxílio de colposcopia com corantes e luzes especiais. Dessa forma, é possível queimar áreas já com sinal de comprometimento antes mesmo de a lesão aparecer. E o mesmo princípio se aplica à vulvoscopia.

Agora, algo pouco informado é em relação à associação do HPV com o câncer anal. Verrugas no ânus devem ser tratadas, e, hoje em dia, já temos profissionais realizando o exame de anuscopia armada à procura de lesões pré-cancerígenas escondidas. Então, cuide-se.

Uma última informação útil a respeito desse tema é que homens com fimose têm maior chance de ser portadores do HPV e também maior chance de desenvolver câncer de pênis. Se esse for o seu caso, procure um especialista para solucionar o problema. A cirurgia de fimose é simples e praticamente indolor.

Finalmente, caso não consiga evitar a promiscuidade, previna-se. E, se mesmo assim ficar em dúvida, procure um especialista da Proctologia, Urologia, Ginecologia e até mesmo da Dermatologia.

F

Fábrica de churros

Fábrica de merda

Fandango

Fanta

Fantástica fábrica de chocolates

Farinheiro

Fedegoso

Fedorento

Feijão

Feijoeiro

Fiantã

Ficha

Figueiredo

Fim de rabada

Finfa

Fió

Fiofó

Fiopas

Fiote

Fiufiu

Flamerda

Flandres

Flatorial

Flatoriante

Foba

Fobilário

Focréubs

Fogaia

Fom-fom

Foquito

Foreba

Forébis

Forebiscói

Forever

Forévis

Forfa

Fosquete

Fosquite

Fosquito

Fragoso (de fragância)

Franzido

Frasco

Fresado

Frescó

Frinfra

Fróiba

Froskói

Fubão

Fufu

Furébis

Forever

Furico

Furículo anal

Furingo

Furiquete

Furo

Furúnculo

Fusquete

Futrico

6 Dinâmica da evacuação

Evacuar é uma arte e saber evacuar direito pode mudar a sua vida. A evacuação envolve um complexo sistema de nervos e músculos, porém, para ser considerada saudável, deve ocorrer de forma medular. Ou seja: você não precisa pensar para fazer cocô. Se isso está acontecendo, me desculpe, mas terei que ensinar você a evacuar novamente.

Quando perdeu a fralda, lá na sua infância, você treinou esse reflexo, no entanto a correria do dia a dia o descondicionou. Eis o motivo de um bom coloproctologista precisar ensinar aos seus pacientes o bê-a-bá da evacuação.

Para entender melhor, preciso falar um pouco de anatomia com você. Vou dizer uma coisa agora que vai deixar você abismado. Seu reto não é reto. Bem, pelo menos não o é na maior parte do tempo, pois existe um músculo que o abraça, o puborretal, cuja contração contínua mantém seu reto torto enquanto você não está evacuando. Então, o reto só fica reto no momento em que você vai evacuar. Isso se sua evacuação estiver saudável, já que, caso apresente uma patologia chamada contração paradoxal do puborretal, terá dificuldade em evacuar. (Isso mesmo, coisas paradoxais também podem existir próximo ao seu ânus e não só na Psicologia.) Se o puborretal estiver contraído, você até pode conseguir evacuar, mas isso vai exigir um esforço maior do que o normal. Porém, esse problema não é o fim do mundo. No capítulo seguinte, ensinarei alguns exercícios para ajudar, caso você tenha esse diagnóstico.

Já apresentado em outro capítulo, o esfíncter interno do ânus é uma musculatura que não controlamos e que deve estar bem relaxada no momento da evacuação. Mas, novamente, isso não depende de você. A hipertonia dessa musculatura de forma incorreta durante a evacuação vai atrapalhar muito o processo. Você até consegue finalizar o serviço, porém, à custa de um esforço maior, aumentando as chances de desenvolver a famigerada fissura anal, que vai merecer um capítulo especial só para ela, portanto, existem mais coisas entre nossos retos e ânus do que cogita nossa vã filosofia.

Quer voltar a fazer as pazes com o trono? Vamos tentar uma mudança de hábito bem simples. Espero que com os direcionamentos a seguir eu consiga melhorar a vida de muitas pessoas.

Tem um horário que você está sempre em casa, certo? Quero que tire cinco minutos do seu dia para dar atenção ao seu intestino. O ideal é que seja logo que você acorde e após o café da manhã (pra ter ajuda de um outro reflexo natural – o reflexo gastrocólico). Programe o despertador do seu celular para avisá-lo que é hora dos seus cinco minutos para o intestino. Sente-se no vaso sem nada nas mãos. Sem celular, revista etc. Pelo amor de Deus, são apenas cinco minutos!

É essencial que você esteja no comando, pois aqui vai mais uma informação que você provavelmente desconhecia: da boca até o ânus, temos mais neurônios do que na coluna vertebral. Portanto, se o intestino quiser, ele manda em você. Mas ele é burro e passível de ser treinado. Então, retome as rédeas do seu intestino, pois o que estamos fazendo aqui é reprogramar aquele reflexo que você ganhou quando tirou as fraldas, mas perdeu por causa da correria do dia a dia, lembra? Vamos lá!

Durante esses cinco minutos, você fará uma força leve. Nada de se matar de se espremer. Nos primeiros dias, pode não sair nada, sair só gás, sair só uma bolinha. Não tem problema. Se limpa e vai cuidar da sua vida. Você vai fazer isso por uma semana, um mês, um ano, a vida toda...

Seu intestino, em algum momento, vai entender que aquele horário do dia, de acordo com seu ciclo circadiano, é o de se programar para jogar tudo para fora.

Não desista até que isso vire um hábito igual ao de escovar os dentes após as refeições.

Com o hábito firmado, seu intestino vai se preparar para evacuar a ponto de o bolo fecal ser deslocado até o local certo, no momento certo no cólon, e o famoso puborretal e o esfíncter interno irão relaxar corretamente, a ponto do seu intestino funcionar igual a uma máquina de churros sempre que você sentar no vaso.

Outro hábito importante: beba muita água durante o dia, mais de dois litros. Seu organismo não quer saber. Ele quer água. Se você não oferecer a ele a quantidade suficiente, ele buscará outras fontes, como as fezes. E, aumentando a absorção de água do cólon, as fezes ressecam, dificultando sua evacuação. Além disso, faça exercícios físicos diariamente, nem que seja uma caminhada. O simples fato de você se movimentar aumenta a motilidade do seu intestino e, assim, ele funcionará melhor na hora certa. Por fim, o consumo de frutas, verduras e legumes ajuda na formação e na maciez do bolo fecal.

Tenha isso em mente: você não consegue ter uma vida saudável sem um intestino saudável. E aí? Pronto para tomar as rédeas do seu intestino?

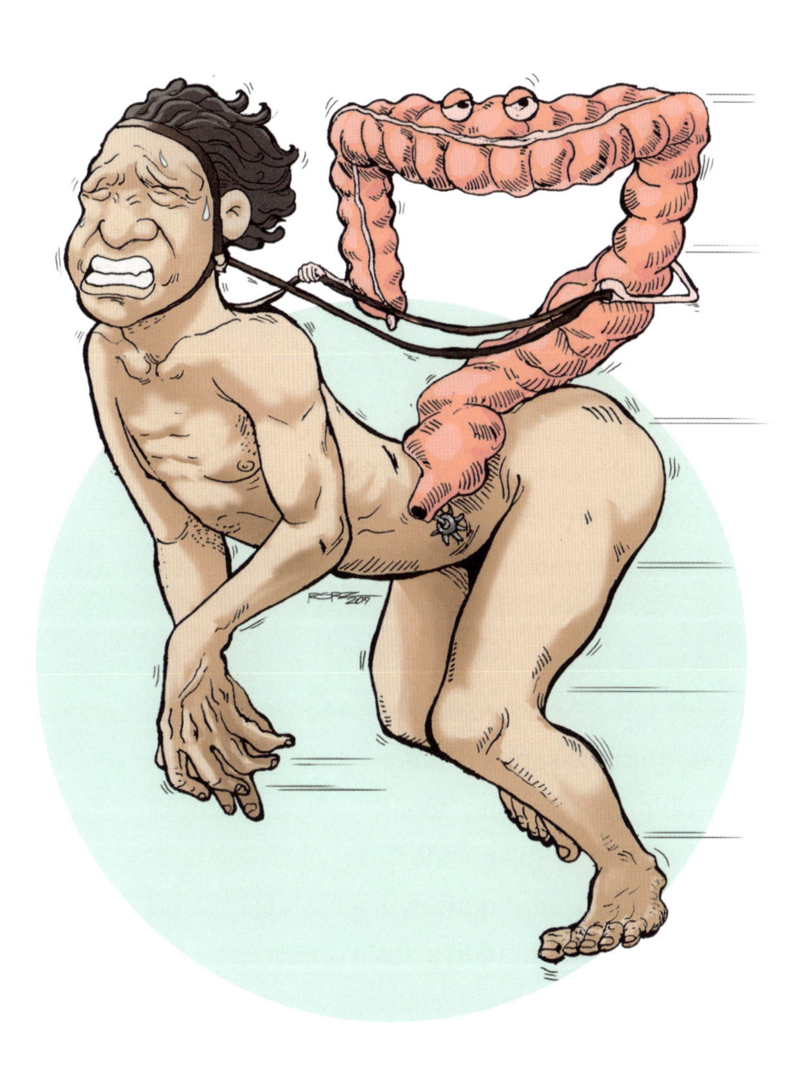

G

Girassol

Goiaba

Gorduroso

Grão de Bico

Gremistas

Gruta do fiofó

Gruta do gás peidano

Guaxelo

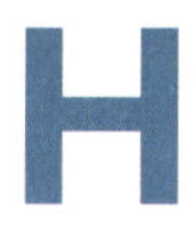

Holofote

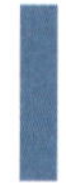

Intencionado

Ilhóis

7 Manometria anorretal e *biofeedback*

Agora que você já entendeu um pouco da dinâmica do seu intestino, chegou a hora de lhe apresentar um aparelho muito útil na Proctologia: o manômetro anorretal. Trata-se de uma sonda ligada a uma bomba que infunde água destilada em microcapilares a uma pressão contínua. Esses microcapilares desembocam na porção distal da sonda de forma radial, e a leitura das pressões, interpretadas em um computador com um *software* próprio, proporciona muitas informações sobre o ânus e a dinâmica da evacuação. Na ponta da sonda, há um balão, insuflado com água ou ar, que nos passa mais alguns dados sobre a fisiologia do paciente. Esse exame é realizado com o paciente deitado de lado. Introduz-se a sonda lubrificada (com lubrificante sem anestésico para não atrapalhar a sensibilidade do exame), e o paciente faz manobras de contração do ânus e de evacuação quando solicitado.

O exame tem indicação para doenças orificiais e já é padronizado nos melhores *guidelines* como fundamental no pré-operatório de todas essas cirurgias, na avaliação do esfíncter, na fissura anal, na avaliação e no diagnóstico da contração paradoxal do puborretal e na avaliação das alterações de inervação do ânus e reto.

Também vale a pena realizar esse exame em pacientes com constipação crônica, pois às vezes o intestino está preso devido a uma obstrução de saída: hipertonia do esfíncter interno, contração paradoxal do puborretal e até mesmo por uma retocele, quando a vagina deita no reto na hora da evacuação ou vice-versa.

Já o *biofeedback* anorretal nada mais é do que o uso do equipamento de manometria para ensinar certos exercícios ao paciente, com o objetivo de melhorar intestino preso, incontinência e contração paradoxal do músculo puborretal.

Certa vez, fiz um pedido de *biofeedback* anorretal para um paciente com incontinência leve e eis que entraram em contato comigo psicólogas querendo conversar, a fim de me explicar o método delas. Como sempre tive a mente aberta, fui ao consultório delas e ganhei a primeira consulta para conhecer o método. Encheram-me de fios pelo corpo e me ligaram a um aparelho que fazia interpretações sobre meu estado de saúde. Esse método pode até ajudar em alguma coisa, mas nas patologias anorretais creio que não teria muito sucesso. A indicação do *biofeedback* entrou em meu consultório assim: eu estava fazendo um curso no Rio de Janeiro, para aprimorar minha manometria anorretal, e este curso veio com um *plus* de ensinar o *biofeedback*. Fui com preconceito, pensando que seria função do fisioterapeuta, e assisti à aula, confesso, um pouco na defensiva. Essa aula, no entanto, não só mudou meu jeito de pensar, como me ensinou a realizar o *biofeedback* anorretal. Com essa indicação, já consegui beneficiar alguns de meus pacientes.

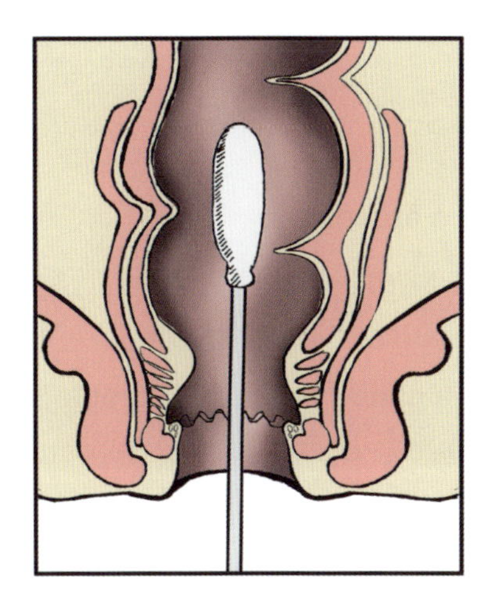

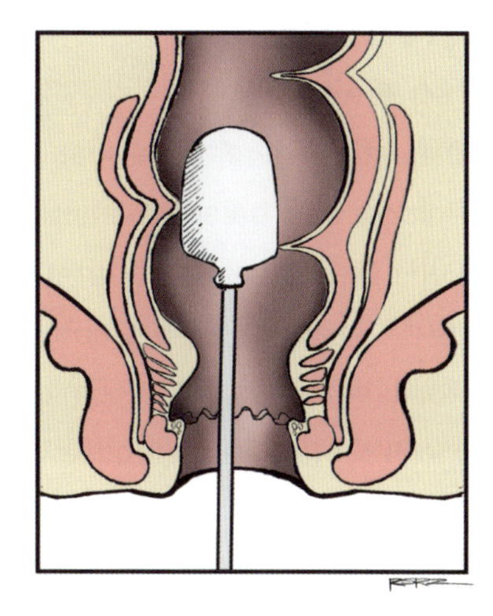

Como alguns dos colegas que convivem comigo sabem, gosto de padronizar alguns exames e procedimentos, criando verdadeiras "receitas de bolo" para seguir o passo a passo em cada situação.

Talvez esta parte específica do livro seja um tanto mais técnica e, portanto, pouco interessante se você o lê apenas como paciente e não como profissional da área. De toda forma, é válida para demonstrar os detalhes de como esse exame tão importante acontece. A seguir, as minhas "receitas de bolo" guardadas com grande carinho e agora apresentadas a você.

Manometria

PASSO A PASSO:

1) Calibrar o aparelho ao ligar.
2) Colocar só o balão no ânus e zerar o aparelho.
3) Pedir ao paciente para fazer força de evacuação e introduzir a sonda a 15 cm da B.A. (Borda Anal) – Pausar o programa.
4) Posicionar a sonda a 6 cm da borda anal – Reiniciar o programa – Medir repouso e contração – Pausar.
5) Posicionar a sonda a 5 cm da borda anal – Reiniciar – Medir repouso e contração – Pausar.
6) Posicionar a sonda a 4 cm da borda anal – Reiniciar – Medir repouso e contração – Pausar.
7) Posicionar a sonda a 3 cm da borda anal – Reiniciar – Medir repouso, contração e evacuação (Verificar contração paradoxal do músculo puborretal) – Pausar.
8) Posicionar a sonda a 2 cm da borda anal – Reiniciar – Medir repouso, contração e evacuação (verificar relaxamento) – Testar o reflexo inibitório retoanal com 50 ml de ar no balão – Fazer teste de fadiga – Pausar.
9) Posicionar a sonda a 1 cm da borda anal – Reiniciar – Medir repouso, contração e evacuação (verificar relaxamento) – Pausar.
10) Colocar a sonda em 6 cm e fechar a perfusão. Testar sensibilidade retal insuflando o balão com água + vontade evacuatória + sensibilidade máxima (urgência evacuatória): calcular a capacidade retal – Abrir a perfusão.
11) Insuflar o balão com 50 ml de água – Reiniciar e pedir para o paciente expulsar a sonda.
12) Encaminhar o paciente ao banheiro.

Com esse exame, que geralmente não demora nem 10 minutos, também podemos detectar lesões musculares ocasionadas em cirurgias ginecológicas e proctológicas prévias, principalmente as relacionadas ao nervo pudendo, durante os partos normais. Costumo dizer que toda paciente que fez parto normal terá alguma lesão do nervo pudendo, responsável por inervar os músculos da pelve. Seja ela leve ou severa. O problema é que a lesão leve só gerará sintomatologia nessas mulheres daqui a dez, vinte, trinta anos após o parto. Isso porque o nervo pudendo aguenta apenas 30 segundos de isquemia sem ter algum grau de lesão. Alguém aí já ouviu falar de um parto normal que durou menos de 30 segundos? Por isso, como um precavido proctologista que sou, converso bastante com a paciente antes de um parto vaginal para ela decidir, junto com seu ginecologista, qual a melhor via de parto. Finalmente, vamos ao passo a passo dos *biofeedbacks*.

***BIOFEEDBACK* ANORRETAL para incontinência:**

1) Calibrar o aparelho ao ligar.
2) Colocar só o balão no ânus e zerar o aparelho.
3) Pedir ao paciente para fazer força de evacuação e introduzir a sonda a 15 cm da B.A. – Pausar.
4) Posicionar a 3 cm da B.A. – Reiniciar.
5) Realizar 5 contrações por 10 segundos cada.
6) Colocar água de 10 em 10 ml até a percepção do paciente. Informar ao paciente a percepção retal.
7) Realizar 5 contrações por 10 segundos cada.
8) Orientar a paciente a ir ao banheiro após o exame e a praticar exercícios domiciliares.

Percebeu? O *biofeedback* anorretal nada mais é do que exercícios e fisioterapia com a finalidade de ensinar o paciente a conhecer o próprio corpo e identificar o problema que está atrapalhando sua evacuação.

BIOFEEDBACK

para obstipação:

Em alguns casos, o paciente não evacua corretamente por uma incoordenação da musculatura. Eis a minha receita de bolo nesse caso:

1) Calibrar o aparelho ao ligar.
2) Colocar só o balão no ânus e zerar o aparelho.
3) Pedir ao paciente para fazer força de evacuação e introduzir a sonda a 15 cm da B.A. – Pausar.
4) Posicionar a 3 cm da B.A. Reiniciar.
5) Realizar 5 contrações por 10 segundos cada.
6) Realizar 5 contrações de 10 segundos cada e, a seguir, 1 evacuação (se contração paradoxal, cansar o músculo com contrações e relaxamentos rápidos e após uma nova evacuação para ver melhora do gráfico).
7) Encher o balão com 50 ml de água (notar se o paciente percebeu).
8) Realizar 5 contrações de 10 segundos cada e a seguir 1 evacuação (se contração paradoxal, cansar o músculo com contrações e relaxamentos rápidos e após uma nova evacuação para ver melhora do gráfico).
9) Introduzir sonda até 6 cm.
10) Solicitar ao paciente para evacuar a sonda.
11) Orientar o paciente a ir ao banheiro após o exame e praticar exercícios domiciliares.

Nesse caso, o paciente olha a tela junto com o médico para observar os progressos.

Indicação: uma sessão por semana por dez semanas e exercícios domiciliares antes das evacuações.

– Doutor, como eu posso fazer isso em casa para testar se melhorei?

Se uma das causas da sua constipação for contração paradoxal do puborretal, antes de iniciar a evacuação, tente fazer contrações fortes e rápidas do ânus por 30 segundos. Isso vai fadigar o puborretal e deixá-lo relaxado, retificando o reto e ajudando a evacuação.

Se o problema for o esfíncter interno, tente fazer cinco contrações anais forçadas por 10 segundos cada antes de iniciar a evacuação. Se nada disso surtir efeito, procure o especialista.

Na incontinência, se a causa for neurológica com uma denervação severa, infelizmente esse paciente não terá muito sucesso com os exercícios do *biofeedback* e precisará de alguma intervenção cirúrgica ou até mesmo de um marca-passo sacral. Isso mesmo. Existe marca-passo para essa região também. Agora, aquelas que possuem uma lesão leve podem melhorar bastante com esses exercícios, que nada mais são do que uma musculação do ânus (pompoarismo anal), recrutando e fortalecendo fibras musculares pouco utilizadas. Uma vez aprendidos os exercícios, pratique-os pelo resto da vida.

A indicação das dez sessões é para o paciente aprender os exercícios, visualizar nos gráficos ao vivo, no monitor, a sua evolução e perceber qual a sensação quando seu reto estiver cheio para, então, procurar um banheiro antes que os desagradáveis escapes aconteçam.

Para quem já sente certa dificuldade em segurar gases ou fezes e até mesmo urina durante uma gargalhada, por exemplo, tente o seguinte exercício diariamente:

Faça 5 contrações forçadas por 10 segundos cada toda vez que lembrar que tem cu.

Exercite seu ânus – uma válvula perfeita.

Você conhece alguma outra capaz de segurar líquido e deixar passar gás?

Cuide muito bem dessa válvula incomparável que Deus lhe deu.

J

Jactância

Jiló

Joli

Junção pregal

Junta mosca

K

Koo (do miguxês)

Kühl

L

Lado B

Leifo

Lhó

Loló

Lopréu

Lorto

Lua Negra

Lugar onde o sol não bate, mas meu pé bate

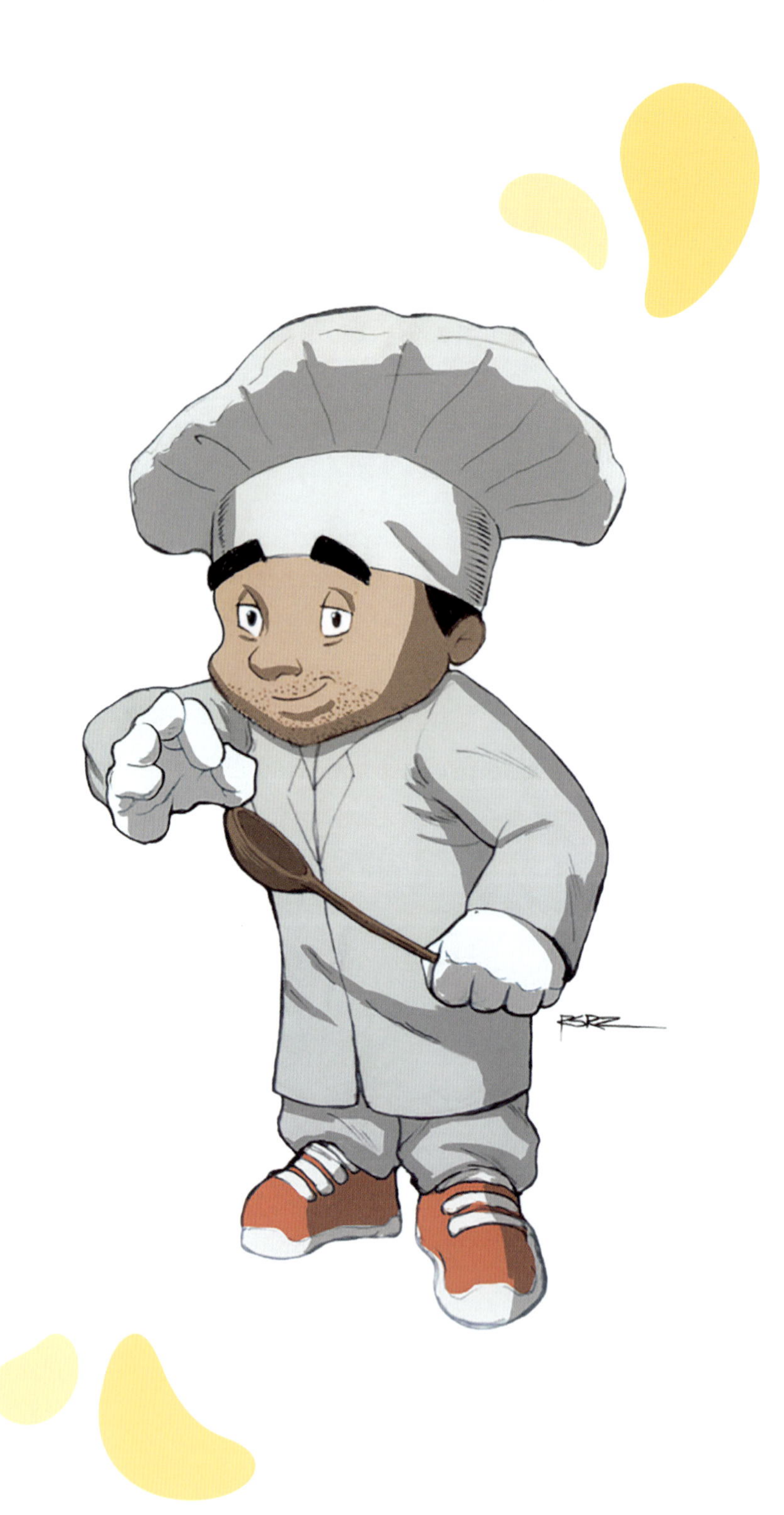

8 A tão temida colonoscopia

Está aí o exame "carro-chefe" da especialidade. Realizada com o paciente geralmente deitado de lado e sedado, momento em que se introduz um aparelho de aproximadamente 1 metro de comprimento, a colonoscopia, diferente da endoscopia, é sempre desafiadora ao profissional. Não existe um exame igual ao outro e não tem como fazer uma receita de bolo para ensiná-lo. Esse é um exame que só se aprende *hands on* ou seja, pondo a mão na massa. Quanto mais exames o profissional fizer, melhor ele ficará. Eu chamo meu equipamento carinhosamente de cobra. Demorei a aprender a dominá-lo, porém, hoje, sou professor de um curso *hands on* de Colonoscopia. Em seguida, deixo registrados os pulos do gato e as exigências que passo para meus alunos. Ah, sim, e se você lê este livro apenas como paciente, talvez prefira pular para o próximo capítulo. Eu, no entanto, convido você a seguir a leitura, pois darei orientações importantes para você como paciente. Vamos à parte técnica:

1) O profissional deve ter conhecimento prévio e familiaridade com o equipamento. De preferência, que já faça endoscopia digestiva alta por algum tempo.
2) O segredo do exame é o torque na mão direita. A mão esquerda no console do equipamento se movimenta pouco.
3) Nunca deve progredir às cegas (grande risco de perfuração).
4) Se, ao introduzir o equipamento, a imagem estiver voltando, significa que fez alça.
5) Para desfazer a alça, mantenha a ponta da cobra mostrando a luz do órgão, faça um movimento de torque com a mão direita no sentido horário, realizando uma retirada forçada. Faça isso até que a cobra comece a voltar para dentro do cólon. Repita esse movimento quantas vezes forem necessárias para sanfonar o órgão no equipamento e para voltar a progredir.
6) Algumas vezes, o profissional conseguirá progredir apertando o botão da aspiração e mantendo a cobra na luz do órgão. Se deixá-la na mucosa, o equipamento não progredirá.
7) O primeiro desafio é vencer o sigmoide; o segundo é o ângulo esplênico; o terceiro é o ângulo hepático e o último a válvula ileocecal.

Há outros detalhes que oriento nas aulas. Caso tenha interesse em se aprofundar no assunto, entre em contato conosco pelo *site* **Papo de Reto** e tenha mais informações sobre meu curso. Durante o curso, o colega, seja gastro, cirurgião geral ou proctologista, faz no mínimo sessenta exames sob supervisão e já sai com a proficiência na conclusão.

Fundamental para um exame correto é o preparo. O intestino do paciente deve estar bem limpo, porque do contrário podem passar despercebidas lesões ou pólipos escondidos. O preparo solicitado pelo médico deve ser seguido religiosamente. Ele nada mais é do que uma receita de bolo bem explicada. Não pule ou diminua nenhuma etapa. O preparo pode ser bem desgastante, então oriente o paciente a segui-lo à risca, para que não seja preciso refazê-lo.

A seguir, um exemplo de preparo que uso em uma das minhas clínicas:

Preparo para COLONOSCOPIA

Preparo para o período da manhã

VÉSPERA DO EXAME

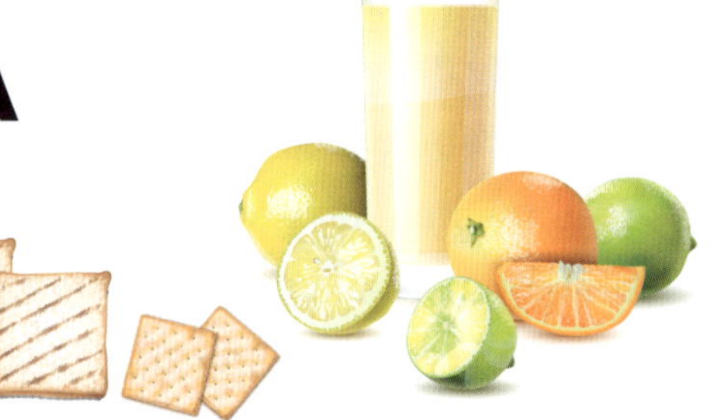

- Café da manhã: chá, torradas sem manteiga e bolacha água e sal.
- Almoço leve (sopa coada sem folhas, gelatina, sucos de cor clara).
- Após o almoço, ingerir bastante líquido de cor clara: água natural, água de coco, chá, isotônicos, sucos coados.
- Às 16 horas, tomar 2 comprimidos de Dulcolax.
- Às 18 horas, tomar 1 comprimido de Plasil ou Dramin e iniciar o uso da solução laxativa.
- Às 18 horas, misturar 400 ml de Imolac ou então 500 ml de Manitol em 500 ml de suco de limão ou laranja coado ou água natural, e tomar 1 copo a cada 20 minutos até o término da solução.

Atenção:

Ingerir bastante líquido de cor clara até 4 horas antes da realização do exame.

Observações:

Chegar com 20 minutos de antecedência.

Não ingerir nenhum sólido até a hora do exame.

Evitar leite e derivados, frutas e verduras cruas.

Não comer nada pela manhã.

Preparo para o período da tarde

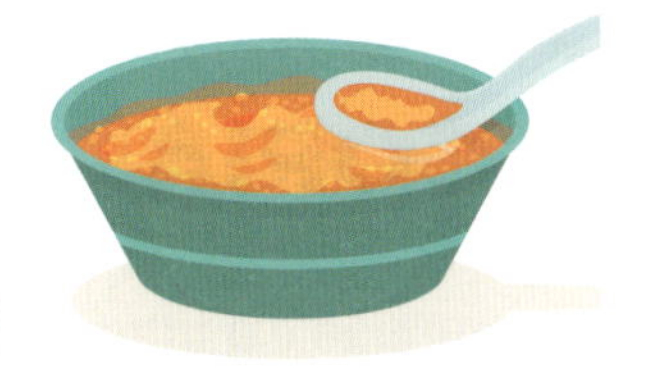

VÉSPERA DO EXAME

- Jantar: sopa coada sem folhas até às 18 horas. Ingerir bastante líquido até 4 horas antes da realização do exame.

Observação:

- Após as 18 horas, não comer mais nada!
- Às 19 horas, tomar 2 comprimidos de Dulcolax.
- Às 21 horas, tomar 1 comprimido de Plasil ou Dramin e iniciar o uso da solução laxativa.
- Às 21 horas, misturar 400 ml de Imolac ou então 500 ml de Manitol em 500 ml de suco de limão ou laranja coado, ou água natural, e tomar 1 copo a cada 20 minutos até o término da solução.
- Atenção: ingerir bastante líquido de cor clara até 4 horas antes da realização do exame.

Atenção:

- O paciente deverá apresentar-se para realizar o exame acompanhado de um adulto.
- Chegar com 20 minutos de antecedência.
- Não deve estar usando: esmalte escuro, bijuterias, joias, relógios, carteira e celular.
- Se desistir de realizar o exame ou na impossibilidade de comparecer, cancele-o ou remarque-o por meio do nosso telefone ou pelo WhatsApp.
- Trazer exames intestinais anteriores, como colonoscopia, endoscopia ou clister opaco, caso possuir.

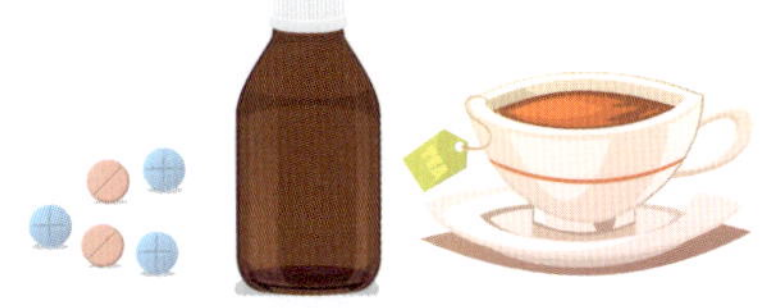

PACIENTES COM 65 ANOS OU MAIS DEVEM APRESENTAR O RISCO CARDIOLÓGICO.

Pacientes acima de 65 anos devem fazer risco cardiológico, pois o que importa realmente não é a idade cronológica e sim a idade do coração. Tem paciente de 80 anos com coração de 50. Isso é importante, porque o preparo desidrata bastante, a sedação faz o coração ficar preguiçoso e durante o exame a insuflação do órgão ativa o reflexo do nervo vago, que também faz o coração ficar lento. Daí a importância do risco cardiológico. Se a avaliação cardiológica mostrar que o risco do exame supera seus benefícios, contraindicamos o exame e lançamos mão de algum outro de imagem naquele caso específico. Essa avaliação também nos ajuda a decidir se esse exame pode ser feito em regime ambulatorial, sob sedação, ou se tem de ser feito em regime hospitalar, sob suporte de anestesista.

O exame ambulatorial é feito sob sedação. Prefiro uma sedação que deixa ao menos algum grau de consciência, pois serve de uma espécie de termostato. Se o paciente está reagindo muito, com muita dor, é porque a cobra fez alguma alça, e cabe a mim a correção e retificação do aparelho.

Há algo que já me perguntaram outras vezes e, portanto, acho válido esclarecer aqui:

— *Doutor, meu exame não pode ser feito sem sedação?*

A resposta é:

— Nunca.

O cólon tem curvas muito agudas que exigem manobras, por muitas vezes doloridas ao paciente, pois precisam ser vencidas. Por isso, se o paciente insistir na não sedação, eu o encaminho para realizar o exame com outro colega, porque já se trata de um procedimento constrangedor por si só, imagine sem sedação? Não sou a favor da tortura. Prezo pelo conforto do meu paciente. Tanto que, mesmo com sedação, se o paciente e demonstrar que está tendo muita dor (apesar de ele não se lembrar, devido à medicação), um bom proctologista já interrompe o exame. Forçar o exame nessas situações aumenta muito o risco de perfuração do órgão.

Já que mencionei possíveis complicações, chegou a hora de falarmos sobre o termo de consentimento. Todo paciente deve assinar esse termo. Não só assinar, mas ler. Já atendi pacientes que desistiram de fazer o exame após ler o termo. Porém, ele não é feito para assustar, e sim para informar. Igual à bula de um remédio. Se você ler a bula por inteiro, creio que ficará com medo de tomar todo e qualquer remédio costumeiro. No termo de consentimento, constam todas as possíveis complicações de todas as fases do exame, inclusive a morte. Portanto, o paciente pode desistir do exame a qualquer momento.

A seguir, coloco um dos termos de consentimento usados em uma das clínicas onde trabalho:

Consentimento informado
PARA COLONOSCOPIA

1) De posse do informativo sobre o procedimento denominado colonoscopia e de acordo com o médico da equipe de colonoscopia, eu compreendi que serei submetido a um procedimento, de acordo com a solicitação do meu médico assistente, que envolve a passagem de um aparelho através do ânus, para o médico examinar o interior do intestino grosso e parte terminal do intestino delgado e, se necessário, realizar biópsias (retirada de fragmentos da mucosa do intestino para exame) ou outros procedimentos.

2) O exame ainda poderá ser incompleto quando houver alguma obstrução da passagem do aparelho ou dificuldade técnica para a sua realização. O exame poderá ser suspenso e ser necessária uma nova marcação de novo preparo intestinal.

3) Sei que serei submetido à sedação através da administração de medicação venosa ou à anestesia geral venosa, conforme o meu estado clínico e julgamento do médico da equipe de Endoscopia Digestiva.

4) Eu compreendi que, embora aconteçam em menos de 1% dos casos, podem ocorrer complicações decorrentes da aplicação da sedação (dor ou inflamação no local da injeção). Ainda mais raros, podem ocorrer reação à medicação e problemas cardiorrespiratórios durante o procedimento.

5) Eu compreendi que, durante o exame diagnóstico, pode ser necessário realizar algum procedimento terapêutico como: biópsias, injeção de substâncias para deter sangramento que estejam em curso, remoção de pólipos com uso de bisturi elétrico ou dilatações. Quando removidos e recuperados, os pólipos e outras lesões serão enviados para análise histopatológica.

6) Sei que esses procedimentos terapêuticos são importantes no meu tratamento, mas aumentam o risco de complicações como sangramentos e perfurações. A equipe médica me explicou que essas complicações, embora incomuns, podem ser sérias, podendo resultar na necessidade de hospitalização, até mesmo em UTI, por tempo prolongado. Transfusão sanguínea, procedimento endoscópico, procedimento adicional, cirurgia de urgência e, apesar de muito raro, risco de morte podem se fazer presentes. Sei que, apesar de tais riscos, esse procedimento representa a melhor opção para continuidade do tratamento da minha doença. Sei que posso recusar-me a ser submetido a esse procedimento e declaro que me foi informado

que a equipe médica se manterá disponível para novos atendimentos na sua área.

7) Sei que, em caso de dúvidas, sinais ou sintomas que eu julgar estranhos após o procedimento, poderei contactar o serviço da clínica ProctoVita.

8) Sei que mantenho o direito de revogar a qualquer momento este termo de consentimento pós-informado, antes que o procedimento objeto deste documento tenha se realizado.

9) Declaro que me foram fornecidas todas estas informações, verbalmente e por escrito, em linguagem dentro dos limites de minha compreensão, e que todas as dúvidas em relação ao procedimento foram esclarecidas.

Declaro que compreendi, concordei e autorizo o **Dr. Euripedes Barsanulfo Borges dos Reis**, CRM-DF 17375, a executar o exame solicitado por meu médico assistente. Declaro também que forneci todas as informações sobre meu estado de saúde, doenças, medicações às quais sou alérgico e medicações das quais faço uso contínuo ou eventual, sem nada ocultar, e que fui orientado quanto à necessidade de suspensão ou manutenção dessas medicações.

Ceilândia/DF
Assinatura nome legível
(paciente ou responsável)

No meu termo de consentimento, já consta que toda lesão ou pólipo porventura encontrado no procedimento será ressecado e enviado para biópsia, salvaguardados aqueles que são muito grandes para serem resolvidos com o método. Nesse caso, o pólipo pode ser marcado com um corante e encaminhado para cirurgia ou para ressecção em centro cirúrgico por método mais adequado.

No pós-exame imediato, o paciente ficará sonolento e necessitando de cuidado, portanto, é um exame que necessita de acompanhante. Costumo dar o atestado para o dia todo ao paciente e ao acompanhante.

E se, porventura, você vier a ser um acompanhante de paciente de colonoscopia também deverá seguir algumas regras de conduta. Mesmo que seja da área da saúde, você não é bem-vindo à sala de exame, menos ainda se for de outra área. Pode ficar tranquilo, pois o médico NUNCA fica sozinho com o paciente. No meu caso, por exemplo, estou sempre acompanhado por duas técnicas de enfermagem. A presença do acompanhante atrapalharia a rotina do exame e, como o paciente sempre reage um pouco, pode ser desconfortável assistir a esse procedimento, principalmente, por se tratar de um ente querido. Eu já realizei colonoscopia na minha mãe e na minha sogra e garanto que trato cada paciente como se fosse minha mãe.

Voltando ao procedimento, na polipectomia, retira-se o pólipo para enviá-lo para biópsia. No caso das lesões vegetantes (câncer), tiramos no mínimo cinco pedaços para enviar à biópsia. Nas investigações de diarreia crônica e doença inflamatória, retiramos sete biópsias: íleo terminal, ceco, cólon ascendente, transverso, cólon descendente, sigmoide e reto.

O equipamento, entre um exame e outro, passa por uma lavagem com detergente enzimático e, em seguida, é esterilizado em produto específico autorizado pela Anvisa e pela Vigilância Sanitária.

Para finalizar, cabe ressaltar que a colonoscopia não serve para avaliar doenças do ânus. Se o seu médico fez o pedido com essa finalidade, ele está errado. O procedimento correto seria encaminhar o paciente ao proctologista para uma consulta e realização de anuscopia. E o detalhe mais importante: todo bom médico deve saber fazer o exame físico e o toque retal. Isso não é exclusivo do proctologista.

Espero ter desmistificado um pouco sobre esse exame tão importante para a saúde pública. Ainda não inventaram nenhum outro melhor para prevenção de câncer colorretal.

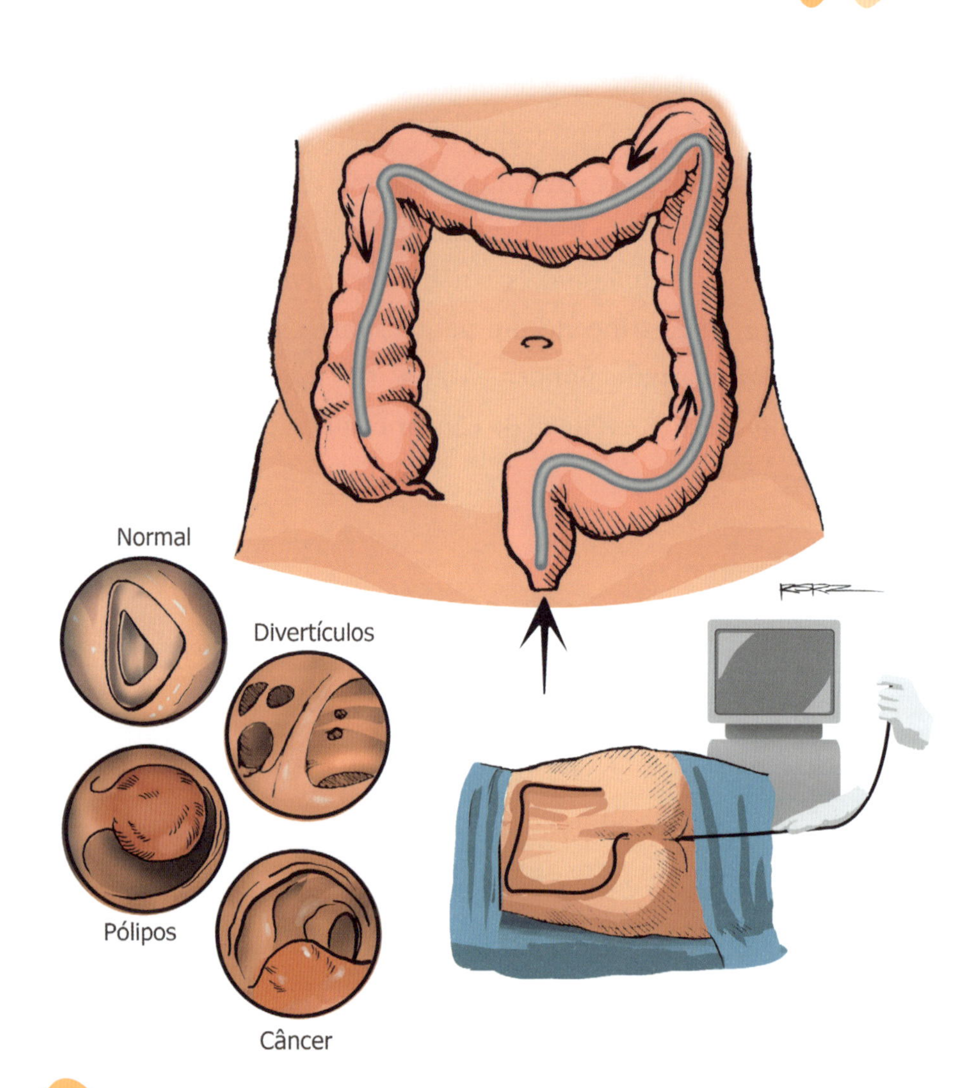
Normal
Divertículos
Pólipos
Câncer

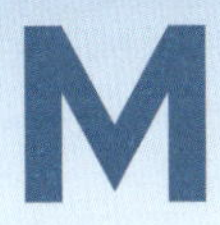

Máquina de churros

Máquina de fazer quibe

Marquês de Rabicó

Marrom

Merdeira

Mialheiro

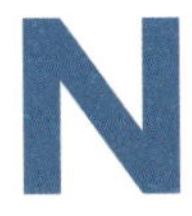

Não tem dono (seu cu)

Ni

Nadeguete

Nintendo

9 Prevenção do câncer colorretal

O câncer colorretal é o terceiro mais prevalente tanto em homem quanto em mulher. Mas também é um dos mais curáveis, mesmo que o tumor já tenha lançado filhotinhos (metástase).

Como eu disse no capítulo anterior, ainda não inventaram nada melhor para a prevenção do câncer de cólon do que a colonoscopia.

Costumo dizer aos pacientes que só morre de câncer colorretal "quem quer". Se todos procurassem o proctologista na idade correta, ou ao perceber sintomas de alarme, todas as lesões seriam diagnosticadas na fase inicial e mais facilmente curadas.

Os *guidelines* internacionais dizem que o início do rastreamento em paciente assintomático deve ser a partir dos 50 anos. Tenho visto o câncer em pacientes cada vez mais cedo. Por isso, optei por seguir o *guideline* do Sírio-Libanês, onde fiz minha pós-graduação. Lá eles preconizam o início a partir dos 45 anos.

Creio que as novas revisões baixarão essa idade para os 40 anos, mas, até que isso se torne regra, vamos seguindo o do Sírio-Libanês. Esse preventivo não é igual ao ginecológico ou ao de próstata, nos quais você deve ir ao especialista todo ano para se prevenir. Se você fez uma colonoscopia agora e o resultado foi normal, não veio nem pólipo, então pode ficar até cinco anos sem repetir esse exame.

Caso você tenha um parente de primeiro grau com câncer, é preciso saber a idade que ele descobriu o tumor e tirar dez anos. Daí você terá a data ideal para sua primeira colonoscopia, mesmo que não tenha sintomas. Por exemplo, sua avó descobriu câncer de intestino aos 48 anos, então sua primeira colonoscopia deverá ser feita aos 38 anos.

A maioria dos cânceres de intestino um dia foi um pólipo não retirado. Costumo dizer ao paciente que há cinco degraus a ser subido pelo pólipo até virar câncer:

Primeiro degrau: pólipo hiperplásico

Segundo degrau: adenoma tubular

Terceiro degrau: adenoma tubuloviloso

Quarto degrau: adenoma viloso

Quinto degrau: carcinoma *in situ*/câncer

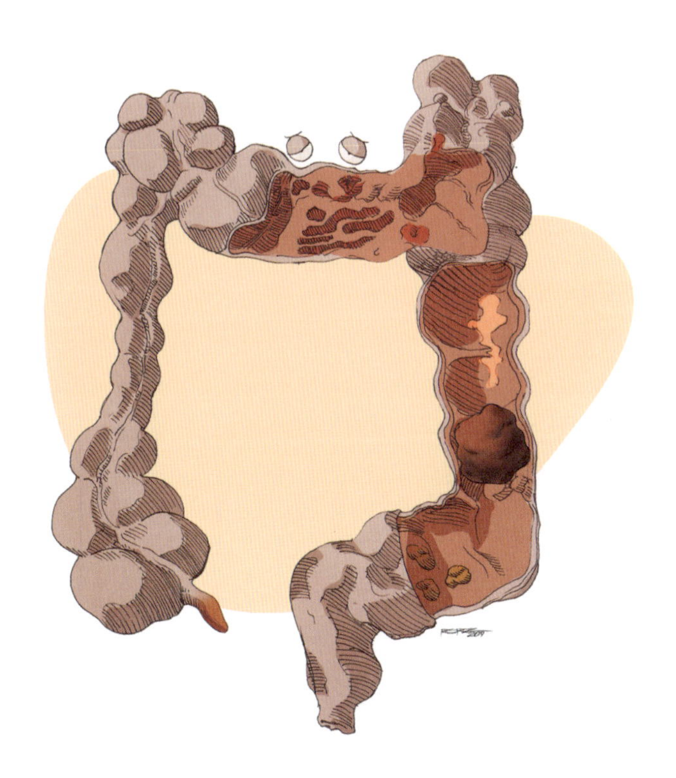

Após o exame, costumo desenhar para o paciente em qual degrau o pólipo estava e se foi ou não ressecado em sua totalidade, ou se sobrou doença. Por isso, a parceria com um bom laboratório é imperativa.

Após ressecção completa de um pólipo e dependendo de alguns outros fatores, é preconizado que o paciente repita a colonoscopia em um ano. Repetido o exame sem o aparecimento de novos pólipos, passamos a investigar em três anos. Se em três anos vier tudo bem novamente, então o paciente volta a entrar na população normal e repetirá o exame a cada cinco anos. Toda vez que der pólipo, o retorno do paciente deve se repetir anualmente. Pacientes mais jovens do que as idades mencionadas anteriormente terão indicação de colonoscopia em casos mais específicos, como sangramento anal sem causa aparente, emagrecimento, dor abdominal sem diagnóstico por outros métodos.

Os marcadores tumorais, como o CEA e o CA19-9, não servem para diagnóstico e sim para prognóstico e seguimento de pacientes já operados, ou que fizeram quimioterapia. O aumento, especificamente nesses pacientes, pode indicar retorno da doença e medidas mais precoces podem ser tomadas.

Finalmente, escrevi este capítulo com o desejo de informar sobre a importância da prevenção deste câncer tão prevalente. Conto com a sua ajuda, leitor, para disseminar essas informações, a fim de criar um ciclo virtuoso sobre o tema.

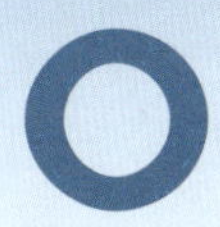

Ôi de bila

Oiti

Olho cego

Olho da goiaba

Olho de porco

Olho de thundera (lê-se “tandéra”)

Olho de trás

Olho que nada vê

Olhota

Onde as costas mudam de nome

Onde o espinhaço muda de nome

Onde o sol não bate

Ônus

Oráculo

Orifício

Orifício anal

Orifício blastoporal rugoso

Orifício bufante

Orifício cagalítico

Orifício de escape

Orifício gasoso

Orifício redondo

Orifício rododosférico

Orió

Oritimbó

Órnio

Orobó(zinho)

Osório

Oxiúros

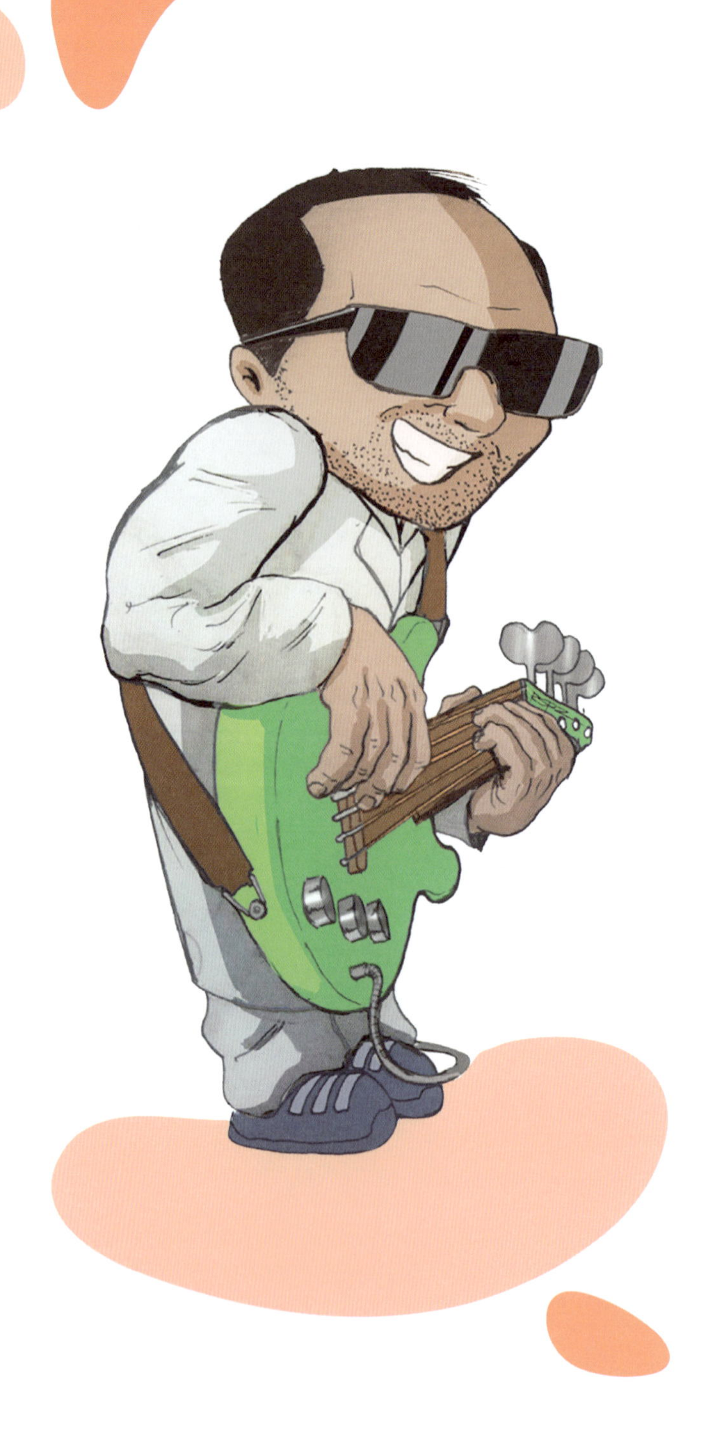

10 Fissura anal

Está aí uma das patologias mais prevalentes do consultório. Um em cada quatro pacientes procura o especialista devido a esse problema. É um dos maiores causadores de dor anal. Quase sempre, a fissura anal anda de mãos dadas com o intestino preso. Portanto, não adianta tratar a fissura sem tratar a obstipação, uma das causas do sangramento vivo no vaso e no papel higiênico. Para descrever esta ocorrência, dedicarei um parágrafo especial.

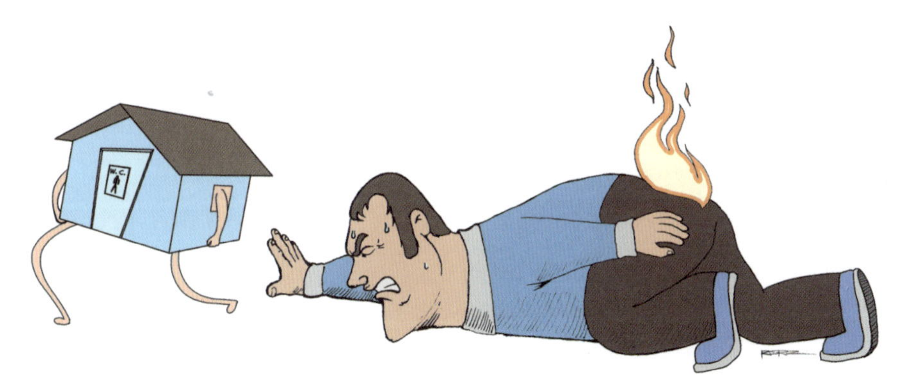

— O que causa isso, doutor?

Em algum momento, você teve uma evacuação um pouco mais ressecada que machucou a mucosa do ânus e abriu uma ferida.

Abaixo dessa ferida, temos o esfíncter interno do ânus, sobre o qual já conversamos no capítulo de manometria anorretal. Quando você machuca próximo a esse músculo, ele cria uma memória negativa e associa a evacuação à dor. Na sua próxima evacuação, esse músculo involuntário não vai mais relaxar direito. Você até vai conseguir fazer cocô, mas à custa de um esforço maior para vencer o músculo, o que causará mais dor, mais memória negativa e mais sofrimento na próxima evacuação. Cria-se, então, um círculo vicioso que só melhora por meio de tratamento feito por um mês com o paciente.

No retorno ao consultório, faço a pergunta subjetiva de quanto houve de melhora em termos de percentagem. Se após um mês de tratamento a resposta do paciente for menor que 60% de melhora, provavelmente, ele será um grande candidato à cirurgia. Aqui já cabe indicar uma manometria para verificar o grau de hipertonia apresentado pelo esfíncter interno. E, então, trata-se esse paciente por mais um mês. Caso não apresente índice de melhora, está indicada a cirurgia: fissurectomia + esfincterotomia interna. Faz-se a cauterização do leito da fissura e corta-se parte do esfíncter interno para provocar seu relaxamento temporariamente, permitindo a cicatrização da mucosa do ânus. Mesmo tendo sucesso na cirurgia, o paciente precisa estar consciente de que, se persistirem os fatores causais, ele pode ter novo episódio de fissura anal e todo o processo descrito precisará ser repetido.

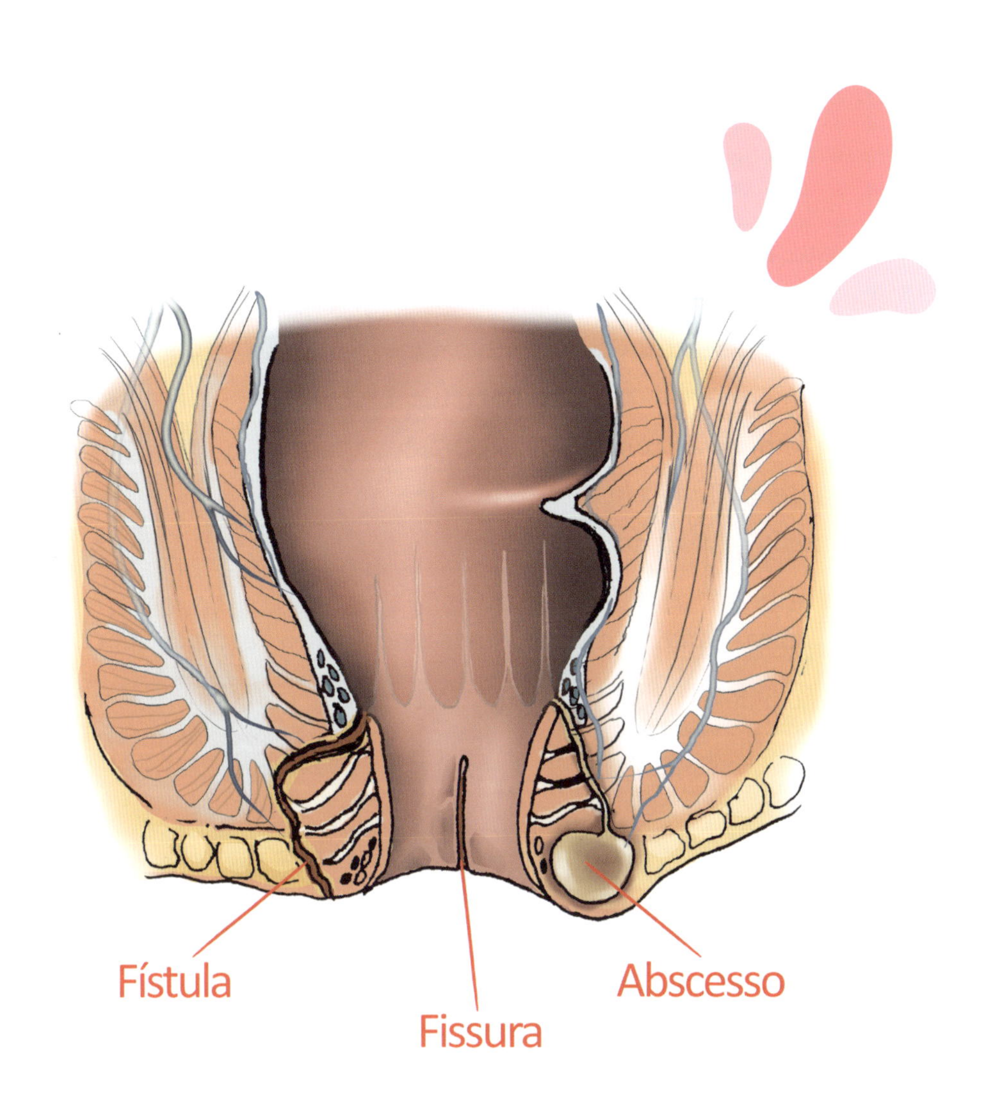

Fístula
Fissura
Abscesso

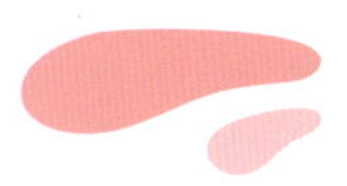

P

Papeiro

Parreco

Partido Liberal

Passa-pirão

Pavilhão retofuricular

Pelado

Peida

Peidante

Pisca-pisca

Piscante

Plantação de Nutella

Porta dos fundos

Pranóis

Preguiado

Quadro redondo sem tela

Queijo suíço sem queijo

11 Abscesso perianal e fístula anorretal

No ânus, existem algumas criptas e glândulas sujeitas à infecção e à produção de abscessos. Abscessos perianais são coleções de pus em espaços próximos ao ânus, que podem drenar espontaneamente ou necessitar de uma cirurgia de urgência para resolução. Pacientes com sintomas de dor anal e febre, levados ao Pronto-Socorro de Cirurgia Geral, devem ser investigados quanto a essa patologia de urgência. Uma vez drenado e tratado com antibiótico, as coisas tendem a se resolver. Há alguns casos que podem evoluir para a fístula anal.

A fístula perianal é um canal de comunicação entre este espaço próximo ao ânus e a pele adjacente. Como o esfíncter do ânus exerce uma pressão basal, quando não estamos evacuando, a tendência é sair secreção, gás e até fezes por esse novo caminho criado pela infecção. Isso acaba perpetuando a fístula e dificultando seu fechamento sem uma cirurgia. Se você tem uma fístula anorretal, não entre em uma sala de cirurgia sem antes investigar completamente essa fístula. É necessário realizar uma colonoscopia para descartar outras causas menos comuns de fístula, como nas doenças inflamatórias intestinais. Além disso, deve ser feita uma manometria para avaliar a saúde dessa musculatura anal antes da cirurgia. O mais importante: faz-se necessária uma ressonância magnética para estudar o trajeto da fístula, que pode ser transesfincteriana – passa no meio do esfíncter externo; e interesfincteriana – passa entre o esfíncter interno e externo. Elas também podem ser simples ou complexas, dependendo do trajeto.

O paciente precisa estar ciente da possibilidade de ocorrer incontinência momentânea após a cirurgia, e, em alguns casos, pode haver até incontinência definitiva. Por isso, essa patologia é temida até por proctologistas mais experientes.

R

Raba
Rabeta
Rabicó
Rabiola
Rabioto
Rabito
Rabo
Raiado
Ranifly
Ratiofly
Rebistrébis
Recanto da minhoca
Recover
Redondo
Régfum
Rêgo
Retaguarda
Retentor
Reto
Reverb
Revertério
Rodela
Rogostóf
Rois
Rokssibino
Rola
Rola de queimar
Roleta
Rosbife
Rosca
Roscofe
Roscoi
Roscoif
Roscówisky
Roscuda
Roscudo
Rosni
Rosqueta
Rosquilha
Roxinho
Rozeta
Rubalo
Ruela

12 Cisto pilonidal

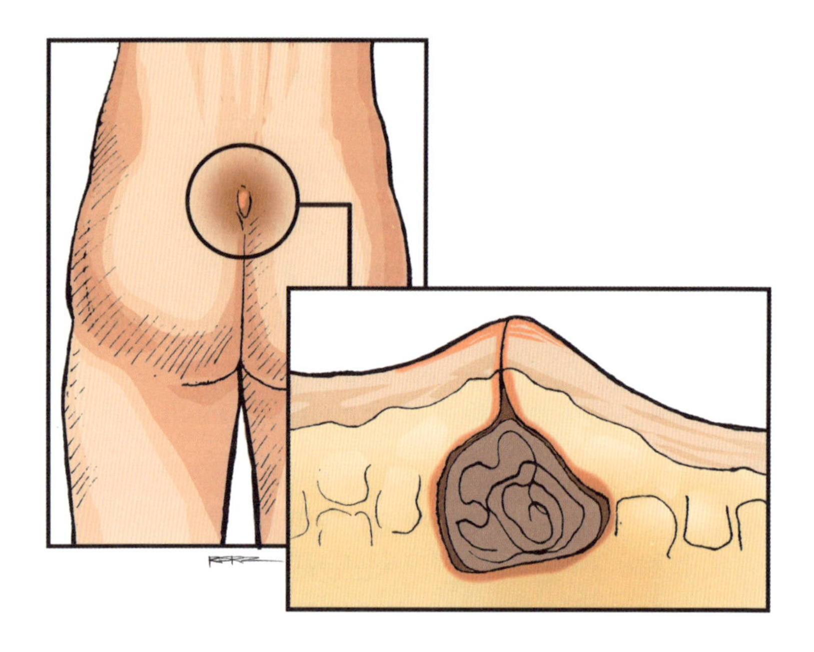

Doença comum em pessoas peludas. Em geral, é uma doença que nasce com a pessoa, mas também pode se manifestar bem mais tarde. Não se sabe, especificamente, por que nasce um novelo de pelos próximo à região sacrococcígea, abaixo da pele, e próximo ao osso, porém isso não vem ao caso. Em determinado momento, alguma bactéria cisma em se instalar naquele local. Produz, então, um abscesso que acaba fazendo túneis na pele para drenar essa secreção.

Quanto mais tempo demorar a procura por um especialista, maior será a quantidade de infecções e túneis que o organismo fará para tentar se livrar do problema e, consequentemente, maior será o tecido retirado para curar o paciente. Não convém ficar fazendo drenagens. Na minha experiência clínica, opero mesmo na fase aguda com ótimos resultados. Uso a técnica aberta, que consiste em tirar uma elipse de pele e tecido subcutâneo do local afetado com margens saudáveis de tecido e com profundidade até o osso. Informo bem o paciente sobre o pós-operatório, uma vez que serão necessários curativos diários. A ferida vai fechando de dentro para fora até se fechar completamente, o que pode levar até três meses.

Há quem faça a técnica fechada, porém ela aumenta o índice de reaparecimento da doença. O segredo para um baixo índice de recidiva são os curativos diários bem-feitos e o acompanhamento próximo do médico, o que exige várias incursões ao consultório após a cirurgia. Elejo sempre o enfermeiro da família para cuidar dos curativos diários, via de regra, a mãe ou o cônjuge. Faço o primeiro curativo demonstrativo ainda na internação, no primeiro dia pós-operatório, para ensinar como deve ser feito o curativo em casa.

Já ensinei algumas mães, que quase desmaiaram ao ver a ferida pela primeira vez e se declararam incapazes de conseguir fazer tal curativo. No primeiro retorno para avaliar a ferida, no entanto, revelaram-se *experts*. Os meus pacientes retornam quase que, semanalmente, por três meses, motivo pelo qual alguns colegas não gostam de realizar tal cirurgia: baixo honorário médico e vigilância próxima ao paciente por tempo prolongado. Pessoalmente, gosto de operar essa patologia e tenho índices quase nulos de recidiva.

S

Saída de emergência

Sampaio Corrêa

Sedém

Segunda opção (sexo)

Sem-vergonho

Sim-senhô

Sim-senhor

Sinuelo

Sol

Soltador de peido

Sonoro

Soprador

Sua mãe

Subilatório

Substantivo

Sufocador de piroca

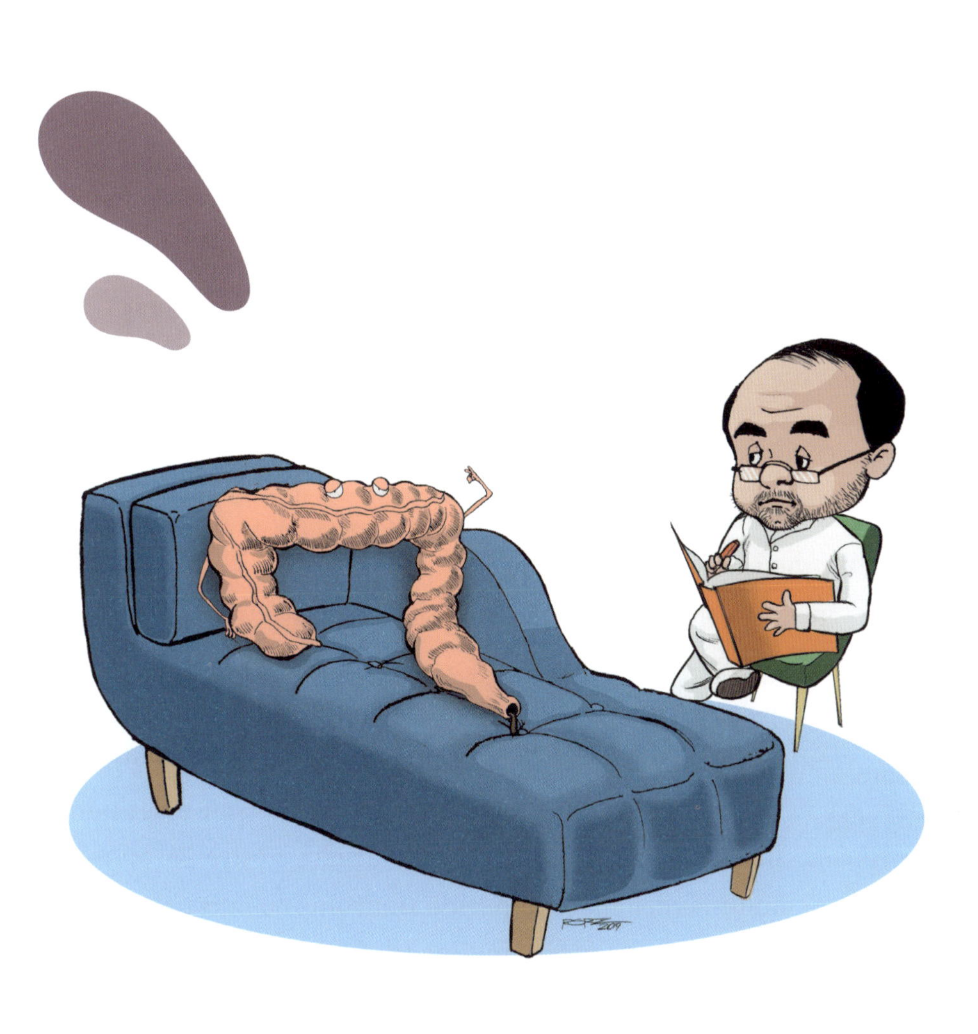

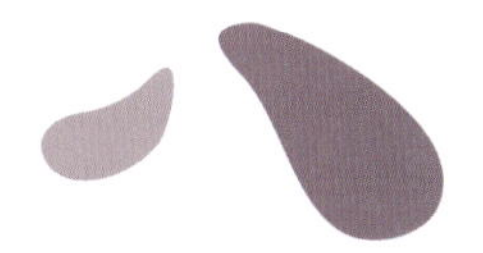

13 Síndrome do intestino irritável

Tenho escrito: temos mais neurônios entre a boca e o ânus do que na coluna vertebral. Por isso, se o intestino quiser, ele realmente manda na gente.

Quando estamos ansiosos, liberamos determinadas substâncias na corrente sanguínea, como dopamina e adrenalina. Em algumas pessoas, os neurônios do intestino estão bem ávidos por esses neurotransmissores e, ao receber essa carga durante o estresse, eis que surgem os sintomas da então conhecida síndrome do intestino irritável. Algumas pessoas produzem muitos gases e, consequentemente, dor abdominal, como cólica; outras respondem com aumento da motilidade do intestino, resultando em diarreia; outras desenvolvem intestino preso; e, por fim, há aqueles que acumulam todos os sintomas acima e ainda intercalam períodos de diarreia com prisão de ventre. Portanto, trata-se de um diagnóstico de exclusão e, para isso, primeiro é preciso descartar outras possíveis causas para os sintomas, antes de se fechar um diagnóstico e iniciar um tratamento efetivo. É uma doença sem cura, porém, controlável.

Dificilmente o proctologista conseguirá tirar de você os fatores estressantes causadores da sua ansiedade, gatilho para o problema.

Cabe a você descobrir a sua válvula de escape e até mesmo procurar profissionais especializados, como psicólogos e psiquiatras.

Um bom proctologista apontará os fatores causais para que você possa lutar contra eles e receitará uma medicação que age da seguinte forma: regula uma chave nos neurônios do intestino para reduzir a sensibilidade a esses neurotransmissores do estresse. Alguns pacientes precisarão fazer uso de ansiolíticos ou antidepressivos para melhorar os sintomas.

Portanto, o intestino irritável não é só "piti" de intestino. Trata-se de uma patologia debilitante e, em muitos casos, esse paciente já passou por diversos profissionais antes de conseguir entender e tratar a sua doença. Costumo dizer, portanto, que a Proctologia é a especialidade cirúrgica mais clínica que existe e, em determinados momentos, o profissional da área faz até mesmo o papel de psicólogo.

T

Tareco
Tarraqueta
Terceiro olho
Tintureiro
Toba
Tobex
Tobi
Tobias
Toca
Toca da serpente
Todinha
Toinho
Toió
Toioio
Tonhão
Traseiro
Treze
Tripa-gaiteira
Trovador
Tu
Tubi
Tubo bufalínico
Tubo de imagem
Tuin
Tutu
Tuzin
Tuzinho

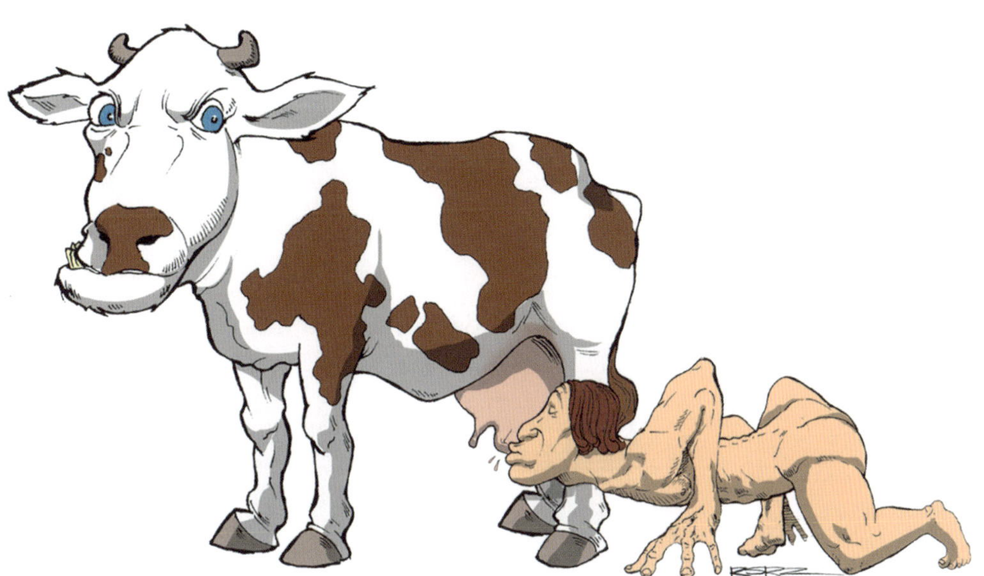

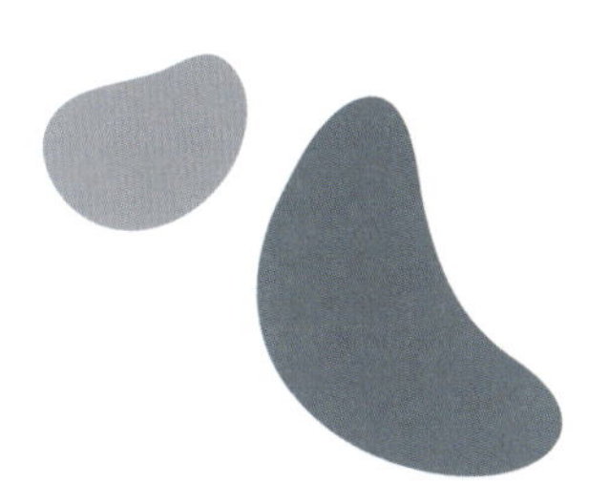

14 Intolerância à lactose

Todos temos certo grau de intolerância à lactose. Afinal, qual o único mamífero adulto que segue bebendo leite? E o pior de tudo, leite de outra espécie, bem mais alergênico.

Grande parte da dieta industrializada, consumida por nós nas grandes cidades, inclui derivados do leite. Cabe a você descobrir, entre esses alimentos, quais lhe deixam pior. Aumento da produção de gases, diarreia e até lesões na pele são algumas das possíveis consequências.

O diagnóstico é feito por meio do teste de tolerância à lactose. Esse exame nada mais é do que a documentação do aumento da glicemia após a ingestão de um líquido muito doce rico em lactose. A digestão da lactose no intestino libera uma molécula de glicose e outra de galactose, sendo o aumento da primeira percebida nas medidas do sangue. O aumento superior a 20 mcg/dl em sua glicemia basal, em qualquer uma das medidas, significa que você não tem intolerância à lactose. Qualquer valor abaixo disso aponta para graus diferentes da intolerância.

As medicações existentes no mercado à base da enzima lactase têm resultados controversos. Porém, quanto mais próximo da refeição láctea você tomá-la, maior será o sucesso na redução de sintomas. A controvérsia acontece porque, como a quebra da molécula de lactose libera também a galactose, em alguns casos, esta pode ser até mais alergênica do que a molécula original, colocando em xeque a verdadeira eficácia dessas medicações.

Portanto, se você tem sintomas de intolerância à lactose, faça um teste de tentativa e erro e tire da sua alimentação somente o que lhe provoca sintomas. Agora, se tudo que vai leite lhe faz mal, então sinto informar que você precisará tirar da sua vida todos esses alimentos e procurar um bom nutricionista para inserir na sua alimentação outras boas fontes de cálcio e proteína.

U

Uc

Urna

V

Vaso preto

Veia bostérica

Veia bufante

Veia cagafetânea

Ventil

Vesúvio

Viegas

Vintém

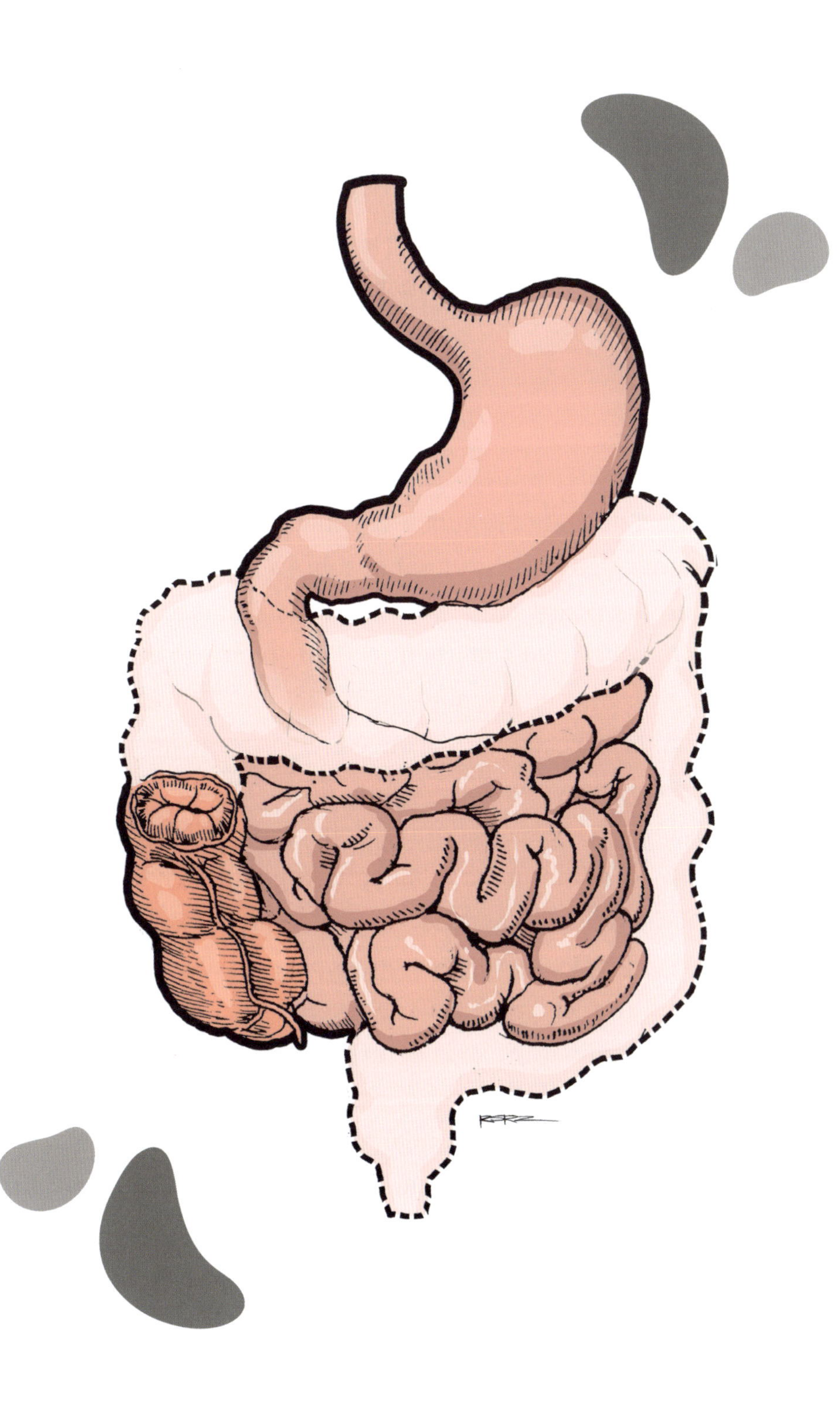

15 Colostomia

Depois do atentado com o Presidente Bolsonaro, em 2018, muita gente procurou saber sobre a colostomia. Nos telejornais, assisti à dificuldade dos jornalistas em explicar de forma simples e clara do que se trata. Vou esclarecer a você. Toda palavra que termina em -ostomia quer dizer uma ligação não natural entre um órgão oco interno com o meio externo. Por exemplo, gastrostomia, jejunostomia, ileostomia, entre outros.

A colostomia pode ser definitiva, como nos pacientes com câncer no ânus ou muito próximo ao ânus, a ponto de impedir uma cirurgia curativa ou temporária, corrigida entre três e seis meses após a sua confecção. Há vários motivos para se colocar uma colostomia temporária, entre eles, o que levou nosso presidente a ela: infecção e contaminação aguda dentro da barriga.

Nesse caso, uma ou duas bocas podem ser colocadas para fora: uma para sair fezes e a outra somente para os gases.

Existe também a colostomia úmida. Ela tem esse nome porque sai urina por ela. Trata-se do uso de uma alça de intestino ligada aos ureteres para drenar a urina em pacientes que tiveram câncer e cirurgia de bexiga. Essa colostomia, geralmente, é definitiva. Nas temporárias, cabe a cirurgia corretora após a solução do problema. No entanto, nem sempre o paciente opta por ela. Certa vez, atendi uma paciente no ambulatório da minha residência médica que, ao retornar, já apta para realizar a correção, nos informou que não tinha mais interesse em reverter a colostomia.

Voltando às correções, a colostomia em dupla boca é a mais fácil de corrigir e consiste em um corte na pele, próximo a ela, com uma sutura feita por pontos, ou grampeador linear com uma carga extra. (Aqui cabe um parêntese ao cara que inventou o grampeador gastrointestinal. Merece um Prêmio Nobel, pois reduziu o tempo dessas cirurgias para menos da metade.)

Por fim, a colostomia terminal deve ser revertida com a abertura da barriga do paciente. Nesse caso, usa-se outro tipo de grampeador circular que, introduzido pelo ânus, faz um grampeamento unindo as duas pontas do órgão. O paciente fica em média três dias sem se alimentar e, depois que o intestino retomar a movimentação, introduz-se alimentação gradualmente e, então, o paciente volta a evacuar pelo ânus.

Tipos de cocô

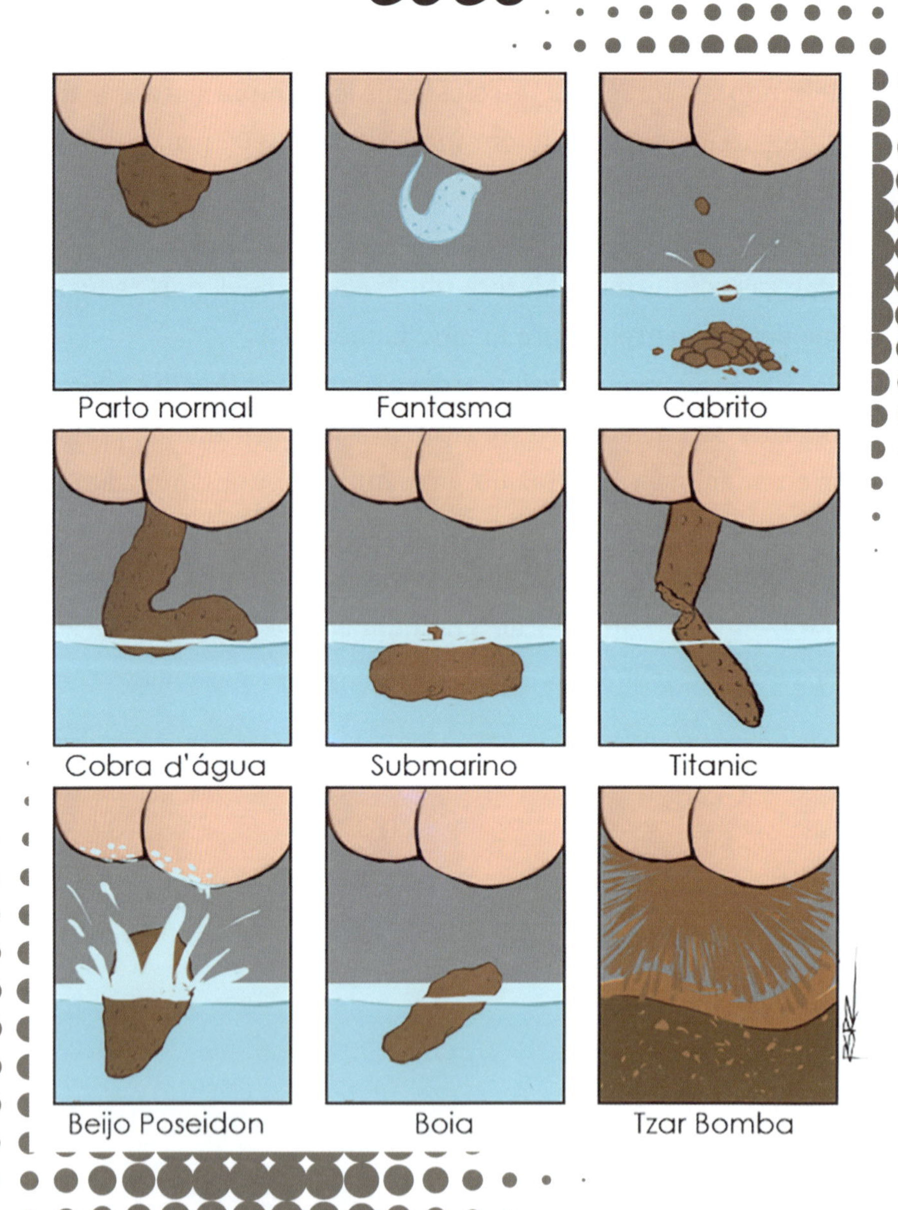

W

Waso preto

Weia bostérica

Weia cagafetânea

Wentil

Wesúvio

Wiegas

Wintém

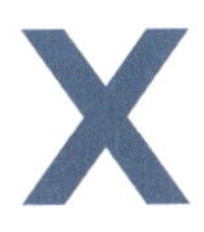

Xiri peidante

Xibiu (ou chibiu)

Xilindró de merda

16 A diferença entre divertículo e diverticulite

Algumas vezes chegam ao meu consultório pacientes com o resultado de uma colonoscopia na mão na qual consta: doença diverticular dos cólons. Eles estão tão amedrontados, pois ouviram de amigos que Fulano tinha isso e estourou, ou que Beltrano morreu disso.

Quando isso ocorre, faço as seguintes perguntas: você já teve sangramento retal? Você já teve dor embaixo à esquerda na barriga junto com febre e outros sintomas? Se a resposta do paciente for negativa para ambas as perguntas, digo que ele vai morrer com isso, mas não disso.

O divertículo pode ser o responsável pelo aparecimento de positividade no exame de sangue oculto nas fezes. Eis mais uma coisa que leva muitos pacientes ao meu consultório.

Sangue oculto nas fezes é um exame laboratorial de fezes que consiste no encontro de estigmas de sangramento no intestino grosso. Cabe ressaltar aqui que isso não serve para diagnóstico de câncer nem substitui o papel da colonoscopia para esse diagnóstico.

Trata-se de um exame com muito falso positivo e cada vez menos usado no seguimento clínico de pacientes.

Voltando ao assunto do capítulo, divertículos são pequenos saquinhos (projeções de mucosa externas ao cólon) que ficam pendurados no intestino grosso. Na colonoscopia, vemos como buraquinhos na parede do cólon. Alguns pacientes chegam a parecer queijos suíços, de tantos buracos uns próximos aos outros. Geralmente, surgem da fraqueza da parede do intestino por onde entram os vasos. Estes podem sangrar ou inflamar. O sangramento geralmente para sozinho e raramente leva a pessoa a precisar de tratamento intensivo ou internação. Já na forma de diverticulite (inflamação de um desses saquinhos), os sintomas são parecidos com a apendicite, porém a dor geralmente é do lado esquerdo. Essa forma pode, sim, perfurar e até abscedar (formar pus no local). A maior parte melhora com medicação, porém as formas complicadas podem necessitar de uma cirurgia de urgência. Em alguns casos, o paciente pode ganhar até uma colostomia.

Nas formas leves, que melhoram com antibiótico, deve-se aventar a possibilidade de resolução cirúrgica, de acordo com o número de crises e quanto isso interfere na qualidade de vida dos pacientes.

Pacientes com o diagnóstico de doença diverticular devem evitar alimentos que fermentam ou produzem muitos gases no intestino e também alimentos que contêm sementes muito pequenas.

Portanto, a doença diverticular, seja ela pancolonômica (em todo o intestino grosso) ou predominante no cólon esquerdo, pode ser algo incipiente ou bem grave, que deve ser avaliado caso a caso pelo proctologista.

17 Dando ao paciente a notícia de que é câncer

Tá aí uma parte de minha profissão que eu nunca vou me acostumar a fazer. Dar essa notícia ao paciente. Costumo não fazer rodeios e ser direto. Existem acompanhantes que preferem que a pessoa não saiba. Não concordo. Como alguém vai lutar contra uma coisa que nem sabe o que é? Todo guerreiro quer saber como é o inimigo contra o qual está lutando. Depois de dar a pancada inicial, faço o seguinte discurso ao paciente, dependendo do caso, já que existem dois tipos de pacientes nessa hora. Aquele que sente o baque, porém já pergunta: *Tá ok, doutor, qual o próximo passo?* Eu digo que esse perfil de paciente tem chances aumentadas de vencer a doença. O segundo tipo é aquele que entra no clima do "já morri". Para esse tipo, infelizmente, as coisas não costumam ir bem. Pioram e realmente morrem mais rápido.

A maioria dos pacientes escolhe ser o perfil lutador. E luto junto com eles. Um bom cirurgião sempre tem a tiracolo uma boa equipe de Oncologia. Essa luta nunca é solitária. Teremos cirurgia, quimioterapia e sempre próximo, para evitar recidivas. O câncer de cólon, mesmo que já localmente avançado, apresenta grandes percentuais de cura e tempo livre de doença. Em alguns casos, mesmo já com metástases (filhotes do tumor) em fígado e/ou pulmão, ainda assim a chance de cura permanece bem alta.

Portanto, quero que você que está lendo este livro se torne embaixador da prevenção do câncer de intestino. Ajude-me a lutar contra esse câncer, que é o terceiro em incidência tanto em homens quanto em mulheres.

18 Histórias sobre empalamento

Joyce McDougall, psicanalista pioneira nos estudos das perversões sexuais, analisou com muita atenção as relações entre a autodestruição e a satisfação sexual, demonstrando a marcante presença do masoquismo nas diversas modalidades de neossexualidade. O conceito freudiano de masoquismo diz respeito essencialmente à obtenção do prazer através da experiência da dor.

O masoquismo como estrutura psíquica envolve um complexo conjunto de fantasias, sentimentos, ideações e comportamentos caracterizados por dor, sofrimento, culpa, humilhação ou fracasso, que o sujeito vivenciou subjetiva e singularmente de forma intensa e que, de alguma forma ambivalente, também foram responsáveis por sensações prazerosas.

Isso não significa que os casos aqui relatados sejam necessariamente vinculados a uma sexualidade adictiva, perversa ou desviante. Nem tampouco que o masoquismo esteja mais presente aqui do que em outras modalidades de satisfação sexual que envolvem *sex toys* (adereços que foram projetados para finalidades semelhantes, mas que oferecem menores riscos de acidente).

É sempre bom lembrar que a sexualidade humana é complexa e

fascinante. Se não fosse a nossa capacidade de fantasiar para além da reprodução da espécie, o sexo não seria fonte de tanto prazer e de tanto bem-estar (NE).

Prepare-se para este capítulo, pois será preciso ter o estômago forte. São histórias grotescas, embora importantes para que o leitor conheça um pouco das fantasias bizarras das pessoas e das nefastas consequências clínicas que elas podem chegar a ter.

Empalamento é a introdução de instrumentos e de objetos pelo ânus e a não recuperação desses objetos. O paciente introduz e não retira, devido ao fechamento da musculatura do ânus, entalo do objeto nos ossos da pelve, ou pelo fato de o objeto ter perfurado o cólon.

Há vídeos de casos assim circulando pela internet, e quem dá o *play* assiste pasmo à pessoa introduzindo um copo de vidro, gradualmente, no ânus, até que, em determinado momento, a musculatura do ânus chega ao ponto de fraqueza e esse copo se quebra. O vídeo termina com o indivíduo tirando cacos de vidro de dentro do orifício junto com bastante sangue. Provavelmente, essa pessoa ganhou uma colostomia, possivelmente definitiva, e um grande corte no abdome com essa brincadeira.

Em alguns casos, é possível retirar o objeto no consultório. Em outros, devemos levar o paciente ao centro cirúrgico e realizar uma raquianestesia para relaxar o ânus e fazer a retirada. Em casos extremos, só se consegue retirar o objeto com uma cirurgia, abrindo a barriga do aventureiro.

Esses pacientes dão entrada no pronto-socorro com histórias das mais diversas possíveis, mas nunca confessam que estavam em busca de prazer anal.

Certa vez, eu estava de plantão quando se sentou diante de mim um senhor bancário de meia-idade. Casado, com filhos. Disse que estava sozinho em casa e quis coçar o ânus. Ele me contou que usou, para isso, uma chave de fenda. Sentindo um misto de incredulidade e surpresa, a única pergunta que me veio à mente foi:

— Você usou o lado do cabo ou da ponta?

Graças a Deus, ele havia usado o lado do cabo. Um raio X confirmou a fatídica ferramenta repousada no reto dele com a ponta pra baixo. Levei o paciente ao centro cirúrgico e, após uma raquianestesia, consegui retirar o instrumento implantado na via retal.

Já recebi pacientes no PS que introduziram pepinos, cenouras, bonecas Barbie, consoles de madeira moldado e forjado para a prática desse estranho esporte, entre outras façanhas. No entanto, o mais constrangedor é, após a retirada, perguntar ao paciente se ele quer levar o instrumento de volta para casa ou se podemos jogar no lixo.

Certa vez, deu entrada no PS um rapaz de uns 14 anos, trazido pelos bombeiros, deitado de bruços e com a mãe a tiracolo.

Ao levantar o cobertor de seu dorso, percebi o pedaço de madeira saindo de dentro do ânus do rapaz. Os bombeiros me relataram que havia sido preciso serrar o rodo para fazer a remoção. Quando perguntei ao garoto como aquilo havia acontecido, ele me disse que estava limpando o banheiro, escorregou e o rodo magicamente entrou em seu reto. Ao avaliá-lo, percebi que, na extremidade oposta, o gancho de plástico do rodo estava encrustado na parede do reto, por isso a tentativa de retirada pela simples tração no sentido contrário havia sido frustrada. Imaginei, então, que eu teria êxito se introduzisse um pouco mais, fizesse uma leve rotação do toco e o tracionasse. Dito e feito. Mais um empalamento resolvido com o uso da Física. No entanto, em outra ocasião, atendi um paciente empalado com rodo que não teve a mesma sorte. Este saiu com uma colostomia temporária.

Em mais um dia inspirado, teve um garoto que chegou empalado ao pronto-socorro acompanhado de sua mãe evangélica. Ele disse que o diabo tinha falado em sua cabeça e o obrigado ao ato. O pior foi que sua mãe acreditou na história.

Atendi também um rapaz, bem agitado e ansioso, com o relato de que havia acabado de acordar, depois de um porre daqueles, e que estava sentindo uma dor descomunal em seu ânus e reto. Ele ligou para seu melhor amigo, também presente na festa, e descobriu a brincadeira que os outros "amigos" tinham feito com ele. O rapaz estava empalado com uma leguminosa. Das histórias que já ouvi, essa foi a mais convincente, portanto, fique atento com as companhias. A leguminosa foi extraída com sucesso após uma raquianestesia em centro cirúrgico.

Outro caso curioso aconteceu em um dos meus plantões no hospital regional de Samambaia. Lá, um rapaz deu entrada com história de empalamento. Ele contou que sua esposa havia viajado e, então, solicitou os serviços de uma garota de programa. No ato sexual, a garota lhe introduziu uma embalagem de desodorante no ânus. Aquele mesmo: comprido, metálico e tipo *spray*. Não me veio à mente questionar por que o rapaz deixara a moça fazer aquilo. O fato era que eu estava lá no plantão tendo que imaginar uma forma de retirar o antitranspirante de seu reto. Coloquei o paciente na posição de Sims (prece maometana ou, se preferir, a posição em que Napoleão perdeu a guerra, para você imaginar melhor a cena) e, com o uso de um instrumental cirúrgico, tentei fazer a retirada sem sucesso. A Kelly (não a garota de programa, o instrumental cirúrgico que parece um alicate) apenas beliscava a camisinha colocada, com capricho, pela moça em volta do cosmético. Nesse momento, dois colegas de plantão se juntaram à empreitada e decidimos indicar a retirada em centro cirúrgico. Mas o paciente, quase de joelhos, insistiu para que fizéssemos a retirada ali no pronto-socorro mesmo, pois, com a internação, sua esposa descobriria a traição e seria o fim do seu casamento.

Diante de tal apelo, colocamos o paciente na maca de procedimento da sala de sutura, ainda na posição Sims, e solicitamos uma pinça forte. Para quem não conhece, essa é uma pinça com um dentinho forte na ponta, utilizada pela Ginecologia. Após passar um anuscópio, estávamos os três cirurgiões, compenetrados no orifício do paciente, quando, ao fechar a pinça ao redor do tubo metálico, este ejetou um pulso aromático com tanta pressão, que mal deu tempo de sairmos da frente. Tivemos que usar a técnica adotada no filme Matrix, nos esquivando de forma rápida, enquanto o jato parecia estar em câmera lenta. Aquele jato não tinha fim e terminou por macular a parede contralateral da sala. Minha única reação ao ver aquela situação toda foi, com um tapinha amigável nas costas do rapaz, dizer:

— Nossa! Estava cheio, hein?!

Depois de toda essa cena, consegui retirar o item com movimentos ondulatórios. Pouco antes de terminar de escrever no prontuário, o paciente já havia se evadido do hospital, deixando apenas um pequeno rastro de sangue. Pelo menos não perdeu o casamento.

Ainda vou perguntar a alguns amigos psiquiatras o que leva o ser humano a praticar tal ato contra si mesmo.

Z

Zangado

Zé Bicudo

Zé Bocó

Zebesquefe

Zé-de-boga

Zé-de-golinha

Zé-de-obrar

Zé-de-quinca

Zé-do-broquinha

Zegovi

Zerinho

Zero

Zingaleta

Zinquerônio

Zizo

Zoinho

Zoinho-de-porco

Zoio

Zorobó

Zueiro

Considerações finais

Com este livro, estou compartilhando todos os segredos e vivências do meu consultório. Espero, com isso, informar e conscientizar as pessoas em geral sobre a importância de se prevenir e de ter, na lista de médicos da família, um proctologista de confiança. Espero também conseguir estimular futuros colegas a enveredar nessa área tão fascinante da medicina.

O mais importante na Proctologia, independentemente do que foi relatado neste livro, ainda é a relação médico e paciente. Conquistar a confiança do paciente nessa área é fundamental, porque, caso contrário, ele não compreenderá o que o profissional quer passar e não colocará em prática as suas orientações, o que reduzirá a adesão ao tratamento e aumentará a falha terapêutica.

Não gostou do médico que lhe atendeu? Não sentiu firmeza? Procure uma segunda opinião. O livre-arbítrio está aí para isso. Encontrou um médico que superou as suas expectativas? Sucesso! Tente fazer tudo que ele lhe orientou para conseguir o máximo possível de sucesso terapêutico.

Fica mais uma dica: um bom proctologista sempre faz o toque retal e a anuscopia na sua primeira consulta. Se ele não fizer, dirá a você o motivo.

Portanto, termino este livro com a consciência de dever cumprido e de ter levado algumas informações importantes para a população. Se você está fazendo medicina, não o faça só para ganhar dinheiro, mas sim para realizar-se pessoalmente. Fique com Deus e até uma próxima oportunidade.

E, para terminar, mantendo o clima e o bom humor, transcrevo a poesia *Trova ao Cu*, do Gaúcho da Fronteira:

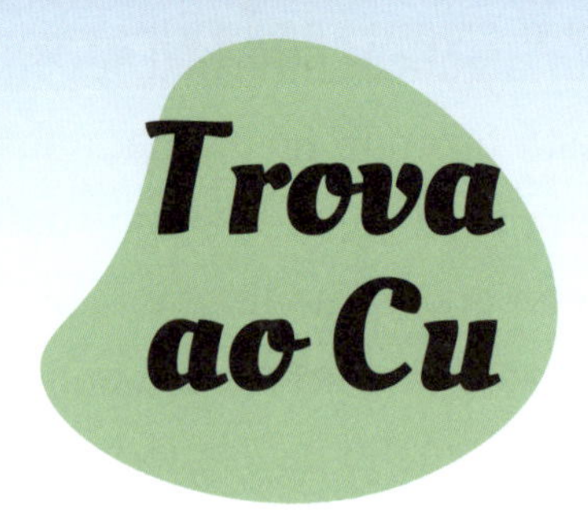

Trova ao Cu

Cu
Porteira redonda
Cercada de fios de cabelo
Por onde passa o sinuelo
Das tropas que vêm do bucho
Pra conservar as tuas pregas
Não precisa muito luxo
É só limpar com macegas
No velho estilo gaúcho
Te saúdo
Cu de índio chucro
Sovado de tanta bosta
Por que coragem tu mostra
Quando a merda vem a trote
E se ela é meio dura
Devagar tu não te apura
Pra evitar que te maltrate
Cu
Velho cu miserável
Sempre de boca pra baixo
Pois sendo o cu de índio macho
Desses que cagam em tarugo
E nunca deixa refugo
Se alguma merda carregas
É só limpar com macegas
Ou mesmo usando um sabugo
Cu, mártir do corpo
Malquisto e desprestigiado
No mais das vezes, cagado
E enferrujado na rosca
Teu destino é coisa hosca
Pois enquanto a vida passa
A boca bebe cachaça
E tu sempre a juntar moscas
Tenho dito

(Trova do Gaúcho da Fronteira)

Expressões populares com a palavra "cu" no sentido chulo

As mais comuns no Brasil são "Vai tomar no cu!" (ofensiva) e "dar o cu" (sexual), inclusive pronunciada em muitos filmes brasileiros.

Sentido SEXUAL

- "Dar o cu" / "Tomar no cu" (chulo): deixar-se penetrar sexualmente pelo ânus.
- "Come-cu (chulo/popular): diz-se de quem tem preferência pela penetração anal.
- "Cu de alho": diz-se de alguém com problemas de mau cheiro na região anal.
- "Não tem carne no cu que dê um pastel de cruzado": expressão chula usada quando uma pessoa não tem nádegas proeminentes.

Sentido OFENSIVO

- "Vai tomar no cu" (ou VTNC) (chulo/ofensivo): frase bastante utilizada no Brasil para ofender alguém.
- "Vai tomar bem no meio do seu cu" (chulo/ofensivo): também muito usada, o mesmo da frase de cima, porém com ênfase.
- "Vai tomar no olho do seu cu" (chulo/ofensivo): idem à anterior.
- "Vai tomar bem no meio do olho do seu cu" (chulo/ofensivo): idem à anterior.
- "Vai tomar no centrolho do seu cu" (chulo/ofensivo): idem à anterior.
- "Vai tomar no meio das pregas do teu cu" (chulo/ofensivo): idem à anterior.
- "Vão tomar nos olhos dos teus cus!" (chulo/ofensivo): idem à anterior, porém no coletivo.
- "Vão tomar nos olhos dos teus respectivos cus!" (chulo/ofensivo): idem à anterior, porém identificando quais são.
- "Vai tomar no cu da velhinha" (chulo/ofensivo): semelhante às anteriores, porém envolvendo a figura materna (velhinha) para potencialização da ofensa.
- "Vai tomate cru" (ofensivo): frase que oculta a forma direta de "vai tomar no cu", mas que nem por isso é menos ofensiva.
- "Cuzão!" (chulo/ofensivo): expressão utilizada para ofender alguém que não tenha muita coragem, medroso. Ou mesmo para ofender alguém com bunda proeminente.
- "Cu de ampola": bunda proeminente.
- "Cu de burro" (bras. chulo): alguém desprovido de inteligência, ou quando alguém faz alguma besteira.
- "Cu doce" ou "glicose anal" (chulo): pessoa cheia de luxo; frescura.

- “Cu de ferro” (ou C.D.F., lê-se cê-dê-éfe): estudante aplicado e assíduo às aulas, geralmente empregado no sentido pejorativo.
- “Você não tem cu para isso”: diz-se de quem não tem capacidade ou coragem para algo.
- “Cu de grampo”: pessoa intransigente (em algumas regiões do Brasil).
- “Parece um cu do avesso”: para designar pessoa extremamente feia.
- “Cu de urso”: para ofender quem tenha o cu peludo.
- “Vai encher o cu de linguiça”: para ofender alguém que esteja enchendo a paciência; seria o mesmo que: “Vá procurar o que fazer”.
- “Cu frouxo”: pessoa que não tem controle de seu ânus e geralmente não consegue segurar os gases e peida sem sentir; pessoa medrosa (implicitamente: que se caga de medo).
- “Cu de frango”: pessoa medrosa.
- “Cu largo”: usado quando uma pessoa dá sorte em algo. Exemplo: “Que sorte, que cu largo!”. O mesmo que “cagado” no sentido figurado.

Cotidiano

- “Fazer cu doce”: fingir não aceitar alguma coisa, quando intimamente muito a deseja.
- “Cu de galinha”: remendo de um rasgão em que a linha que o costurou é puxada formando um bolinho.
- “De cu é rola” (bras. chulo): o mesmo que “não é relevante” (somente algumas regiões do Brasil).
- “Lamber o cu do chefe” (chulo): adular um superior.
- “Cu de quem?”: diz-se em alguns lugares do Brasil quando se ouve uma pergunta e não se compreende o que foi dito.

- "Cu da mãe Joana" (chulo): coisa em que todos se metem, ou negócio sobre o qual todos querem dar sua opinião.
- "Cu do Judas" / "Cu de Judas" / "Cu do mundo" / "Cu do conde" / "Cudumundistão" / "Cudomundópolis" (chulo): lugar distante, lugar pequeno, cafundó, cidade pequena, cidade do interior, lugar deserto.
- "Passarinho que come pedra sabe o cu que tem": ditado popular significando que cada um deve saber as consequências daquilo que faz.
- "Cu não tem acento, o assento é que tem cu": expressão chula para aprender a grafia correta do termo.
- "O que que o cu tem a ver com as calças?": indicando ignorância sobre duas coisas supostamente relacionadas.
- "Gozar com o cu dos outros": o mesmo que tirar onda usando algo que não lhe pertence.

Situações COMPLICADAS

- "Tomou no cu" ou "Levou no cu" (chulo): dar-se mal em algo, o mesmo que "se ferrou".
- "Justo como dedo no cu" ou "justo como dedo em cu": diz-se de situação apertada ou de algo que coube de modo certo (exemplo: "Ela usa uma calça justa como o dedo no cu").
- "Pior do que dar com o cu na guia": expressão utilizada para designar uma situação difícil e dolorosa.
- "Cu de confusão": é quando um homem sai acompanhado de uma mulher com roupas sensuais.
- "Cu pra conferir": ação difícil, trabalhosa e chata.

- “Cu de boi” (chulo): 1. briga, desordem, rolo. 2. garrucha (na Bahia).
- “Cu de gato”: briga, desordem ou rolo (em algumas regiões do Brasil).
- “Quem tem cu tem medo” (bras. chulo): expressão popular que afirma que todos sentem medo.
- “Pimenta no cu dos outros é refresco” (bras. chulo): variação de “Pimenta nos olhos dos outros é refresco”; expressa que o alvo da mensagem está pouco se importando com o sofrimento alheio.
- “Tirar o cu da seringa” (bras. chulo): livrar-se de situação embaraçosa.
- “Cu no chão, dinheiro na mão”: termo chulo para exigir pagamento antecipado.
- “Não ter no cu o que periquito roa” (bras. chulo): diz-se de quem não tem nada, ou ser extremamente pobre (algumas regiões do Brasil).
- “Não tem nem o cu pra troco”: idem à anterior.
- “Ficar com o cu na mão” (bras. chulo): ficar cheio de medo, apavorado.
- “Ficou com o cu piscando” (bras. chulo): estado emocional de uma pessoa em situação de perigo e/ou medo.
- “Pedrou o cu” (Bras. Chulo): idem à anterior.
- “Trancou o cu (ou apenas trancou)” (bras. chulo): idem à anterior.
- “Cu de bêbado não tem dono” (chulo): expressa a vulnerabilidade anal de um bêbado.
- “Se (...) acontecer, eu dou meu cu de festa”: dito quando algo é improvável.
- “É como coçar o cu com o garfo”: situação difícil ou quase impossível.

- “Não tem nem merda no cu para cagar”: alguém que não tem muitos recursos, miserável.
- “E no cu, não vai nada?”: resposta dada a algum pedido impossível de atender.
- “Cu de pombo”: pessoa que tem o cu pequeno e apertado.

Expressões de impaciência ou exagero

- "Cu que é bom ninguém quer dar" (bras.): expressão chula que indica impaciência de um em meio a outros que estão a importuná-lo.
- "Soca no cu!": para a mesma situação, mas já sem paciência logo de cara.
- "Pau no cu!" (ou PNC): expressão chula de descontentamento e impaciência com algo, alguém ou alguma situação. Variantes: "Pau no seu cu!", utilizada exclusivamente com pessoas participantes em um diálogo. "Pe-ene-cê": pronúncia da abreviatura da expressão, a fim de mascarar o sentido chulo.
- "Apertado como um cu": diz-se de um lugar muito apertado.
- "(...) é um cu" (bras. chulo): quando algo é ruim, desagradável.
- "Pega (...) e enfia no cu" (bras. chulo): utilizada para exprimir impaciência com algum assunto. As reticências são substituídas na expressão pelo objeto do assunto. Ex.: "Pega esse dinheiro e enfia no cu".
- "E o cu?" (bras. chulo): usada pra exprimir indiferença, o mesmo que "E o que eu tenho a ver com isso?" ou "E daí?".

- "Que cu!" (lê-se *kikú*) (bras. chulo): expressão usada para designar indiferença.
- "Enfia o dedo no cu e rasga!": usada para situações de limite, vulgo desespero.
- "Tirar o cu da reta": (chulo): sair da frente.
- "Vou tirar (...) da onde? Do cu?": quando não se tem de onde tirar o que foi pedido, dá-se esta resposta.
- "Te dou o meu cu se tu fizer (...)": expressão chula usada por pessoas que estão pedindo um favor qualquer.
- "Cu da mãe": expressão chula, diz-se para alguém desagradável. "Pega e mete no cu da mãe!". Com variações, podendo ser no "cu da vó", no "cu do pai", no "cu de quem te come" etc.
- "No cu da Mãe das Trevas" (chulo): usada em alguns lugares do Brasil, pode aparecer em duas situações: quando alguém procura algo e não encontra ("deve estar perdido no cu da mãe das trevas"); ou quando alguém perturba as ideias de outra pessoa à procura de algo.
- "Cu de Maria Joana" (chulo): usada quando se quer dizer que uma situação não é fácil.
- "Cu da Mãe Joana": idem a "Cu de Maria Joana".
- "Fecha o cu!": calar a boca, para uma pessoa que está falando bobagem.
- • "Teu cu pardal" (chulo): forma de discordar de alguma opinião, fato ou tese.
- "Até o cu fazer bico" (chulo): até não aguentar mais. Ex.: "Vou beber até o cu fazer bico".
- "Até o cu entortar" (chulo): idem à anterior (algumas regiões do Brasil).

- “Até o cu gritar” (chulo): idem à anterior (algumas regiões do Brasil)
- “Mete no cu” (chulo): usada em momentos de discussão exaltada, com algo que desagrada.
- “Encher o cu” (chulo): usada para exprimir quantidade. Ex.: “O garoto encheu o cu de sorvete e passou mal”; “Pegaram e encheram-lhe o cu de tiro”.
- “Tá de cu duro!” (chulo): usada para uma negativa. Ex.: “Fulano está de cu duro com o carro”, ou seja, não quer emprestar o carro.
- “(...) até o cu bater palmas”: até não aguentar mais. Ex.: “Vou comer até o cu bater palmas”.
- “Vá coçar o cu com um serrote!” (bras. chulo): mesmo que vá aborrecer a outro.
- “Deves ter o cu grande”: diz-se de quem deixa sempre a porta aberta.
- “Meu cu!” ou “Seu cu!”: expressão usada para negar ou indicar desprezo ou indiferença por determinada pessoa/situação, como num diálogo:
  - “Vou para lá”
  - “Seu cu que você vai!”
- “Seu butão!”: idem à anterior.
- “*Your button*”: versão em inglês do item anterior.
- “Tá foda no cu de Creuza”: expressão utilizada para dizer que a situação está insustentável, tipo: “Porra, está foda no cu de Creuza esperar este ônibus.”
- “Quem tem cu apertado não faz trato com pica grossa”: expressão usada para avisar das consequências de se fazer um mal negócio que não pode ser desfeito.

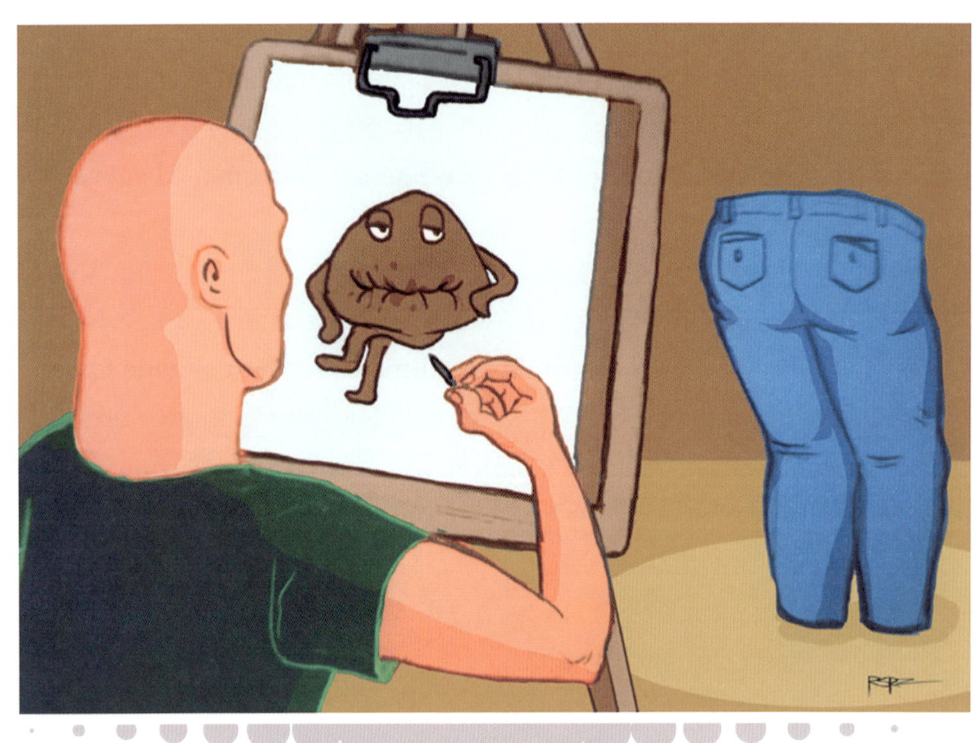

Outros significados

- "Cu de breu": busca-pé.
- "Cu de jegue": cachaça com rodelas de limão e sal.
- "Cu de cachorro" ou "cu de mulata": amarelinha (*Thumbergia alata*), uma espécie de trepadeira.
- "Cudelume": pirilampo, vaga-lume, inseto que tem luz própria e fica na parte traseira.
- "Cu de burro": suco de limão e sal, acompanha a cerveja em churrascos e botecos.
- "Sobrecu": parte do frango muito gordurosa que fica sobre o esfíncter cloacal.

Um adendo em homenagem ao meu CUnhado e amigo João Ricardo. E aqui ainda me lembrei de uma frase: "Se cunhado fosse bom não começava com Cu". Só que o acima citado é como um irmão para mim.

Significado de "cair o cu da bunda"

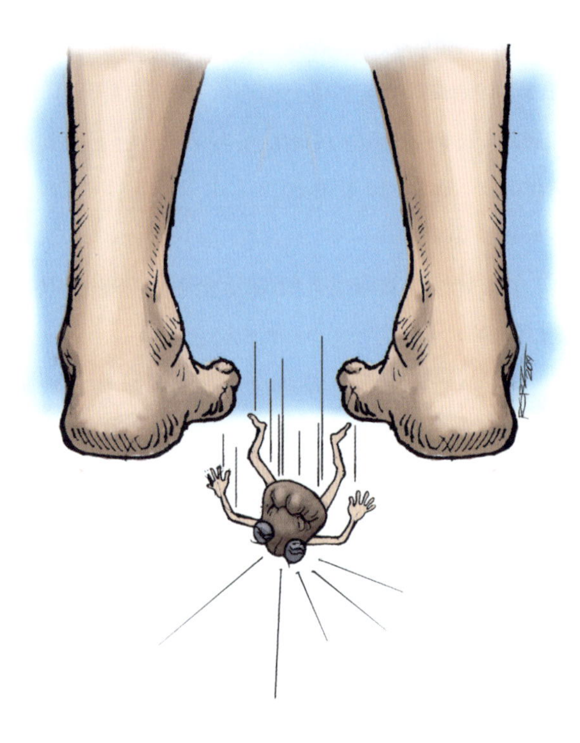

Acontece quando um problema aparece e não estava prevista a solução, ou sucedem outros problemas, ou seja, tantos problemas seguidos que não dá para acreditar que isso possa acontecer, assim como a forma literal da frase.

— *Na viagem o pneu furou, fui consertar, descobri que foi a roda que estragou o pneu, arrumei tudo, o mesmo problema voltou a acontecer, era um problema no freio que acarretou tudo novamente. Por fim, até a suspensão foi comprometida. Tá loco meu, é de cair o cu da bunda!*

Quando algo inusitado acontece, mas foi muito emocionante e engraçado, você diz:

— *Foi de cair o cu da bunda!*

— *A nova escalação do Tite é de cair o cu da bunda.*

Expressão utilizada para se referir a algo que surpreende. Assemelha-se a "de queixo caído".

— *Dentre todos os erros de português da sua redação, "emcima" foi o pior! Foi de cair o cu da bunda.*

Pode ser usado também quando alguma coisa muito engraçada acontece, fazendo a pessoa "morrer de rir".

— *Se você tivesse visto a cena, ia te cair o cu da bunda de rir também!*

Para finalizar, uma expressão que conheço desde pequeno:

Cara de cu sem lavar.

Pessoa nojenta, esnobe. Essa é tão regional, lá de Uberlândia/MG, que dei um Google e não achei nada a respeito.

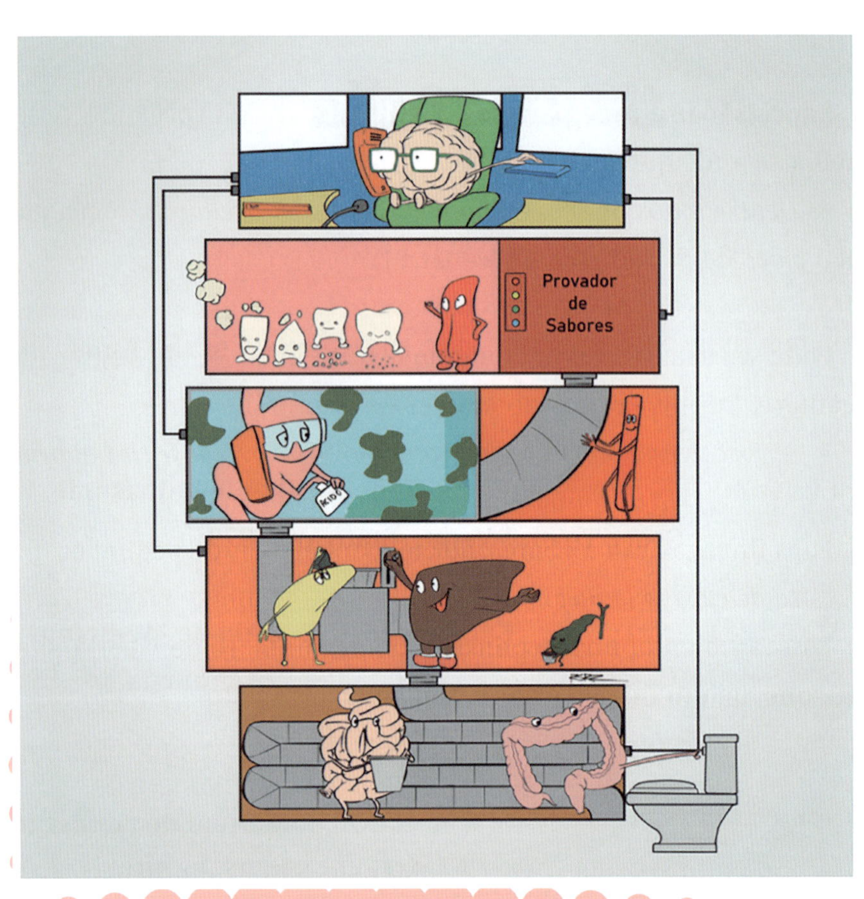
Provador
de
Sabores

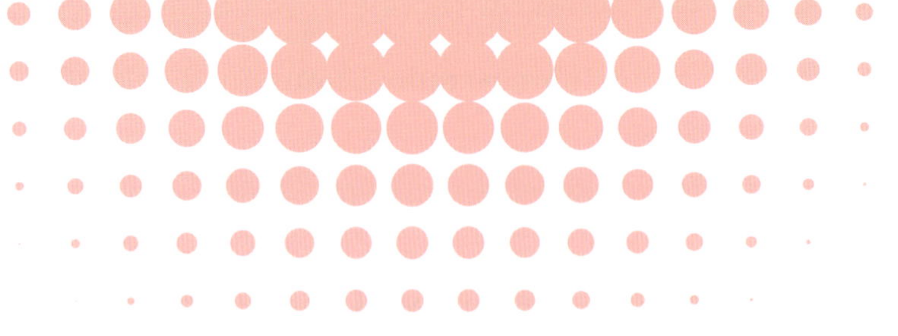

Bibliografia

KEIGHLEY, M.R.B.; WILLIAMS, N. S. **Surgery of the Anus, Rectum and Colon**. CRC Press, Londres, 2018.

LEDERBOGEN, K. **Rektoskopie-sigmoidoskopie-koloskopie.** Georg Thieme Verlag, Stuttgart, 1979.

MATOS, D.; SAAD, S. S.; FERNANDES, L. C. **Guia de Medicina Ambulatorial e Hospitalar de Coloproctologia**. Manole, São Paulo, 2014.

MOURA, E. G. H.; ARTIFON, E. L. A.; SAKAI, P. **Manual do residente em Endoscopia Digestiva**. Manole, São Paulo, 2014.

QUILLICI, F.; GRECCO, E. C. **Colonoscopia**. Lemos, São Paulo, 2000.

Revista Superinteressante

VIEBIG, R.G. (Org.) **Manometria esofágica, pHmetria esofágica e manometria anorretal**: como fazer e interpretar. Rubio, 2014.